Haftungsausschluss:

Die Ratschläge im Buch sind sorgfältig erwogen und geprüft. Alle Angaben in diesem Buch erfolgen ohne jegliche Gewährleistung oder Garantie seitens des Autors. Die Umsetzung erfolgt ausdrücklich auf eigenes Risiko. Eine Haftung des Autors und seiner Beauftragten für Personen-, Sach- und Vermögensschäden oder sonstige Schäden, die durch die Nutzung oder Nichtnutzung der Informationen bzw. durch die Nutzung fehlerhafter und/oder unvollständiger Informationen verursacht wurden, ist ausgeschlossen. Der Autor übernimmt keine Haftung für die Aktualität, Richtigkeit und Vollständigkeit der Inhalte und ebenso nicht für Druckfehler. Es kann keine juristische Verantwortung und keine Haftung in irgendeiner Form für fehlerhafte Angaben und daraus entstehende Folgen vom Autor übernommen werden.

Sollte diese Publikation Links auf Webseiten Dritter enthalten, so übernehmen wir für deren Inhalte keine Haftung, da wir uns diese nicht zu eigen machen, sondern lediglich auf deren Stand zum Zeitpunkt der Erstveröffentlichung verweisen.

Bibliografische Informationen der Deutschen Nationalbibliothek

Die Deutsche Nationalbibliothek verzeichnet diese Publikation in der Deutschen Nationalbibliografie; detaillierte bibliografische Daten sind im Internet über http://dnb.dnb.de abrufbar.

1. Auflage 2023

Erstellt und vermarktet in Zusammenarbeit mit Remote Books/Remote Verlag

Projektmanagement: Remote Verlag
Lektorat und Korrektorat: Annika Gutermuth, Markus Czeslik, Luise Hartung
Umschlaggestaltung: Anka Jähne
Satz und Layout: Zarka Bandeira
Abbildungen im Innenteil: © Christian Horst

ISBN Print: 978-3-00-075997-0

Christian Horst

Seelengold

Die Magie der inneren Welt

Eine inspirierende Anleitung für

ein selbstbestimmtes Leben

Inhaltsverzeichnis

»Seelengold«

Eine inspirierende Anleitung für Ihre persönliche Erfüllung

Mein Lieblingsbuch

Absicht:

Dieses Buch möchte Sie dabei unterstützen, sich selbst und andere besser zu verstehen, und Ihnen leicht umsetzbare Ideen und Inspirationen schenken für ein glückliches und selbstbestimmtes Leben.

Ein kleiner Hinweis zu Beginn: Um den Lesefluss nicht negativ zu beeinflussen, habe ich mich dazu entschieden, nicht zu gendern. Ich möchte allerdings in aller Klarheit betonen, dass sich dieses Buch an jedes Geschlecht und diverse Personen richtet und niemand ausgegrenzt werden soll. Das generische Maskulinum wird im Verlauf des Buches lediglich verwendet, um eine bessere Lesbarkeit zu gewährleisten.

Wie lässt sich ein erfüllendes Leben, das von Glück und Selbstbestimmung geprägt ist, definieren?

In allererster Linie ist es wichtig, zu akzeptieren, was jetzt ist (Gesetz der Annahme), und die volle Verantwortung zu übernehmen für alles, was ist – mit dem Bewusstsein, dass Sie es als Schöpfer in Ihrer Hand haben, Ihre eigene Realität zu kreieren, positiv wie negativ. So ist die Einladung dieses Buches getreu dem Motto von Pippi Langstrumpf:

»Wir machen uns die Welt,
wie sie uns gefällt.«

Das klingt gar nicht so schwer und gleichwohl ist es für viele Menschen eine enorme Herausforderung. Jeder von uns hat Erfahrungen gemacht, die wir zu Beginn unseres Lebens nicht beeinflussen konnten. Wir sind geprägt worden, sei es durch unsere Eltern, die Schule, das Umfeld. Das alles geschieht jedoch in einem eher unbewussten Zustand, es ist schlichtweg unser Alltag, unser Leben. Die ersten sogenannten Reisebegleiter unseres Lebens haben einen tiefen Einfluss auf unsere Entwicklung, ungeachtet dessen, dass insbesondere die eigenen Eltern oftmals selbst noch unreife Erwachsene waren und ihre eigenen Erfahrungen aus Kindheit und Schulzeit sowie dem Familienalltag auf die Erziehung ihrer Kinder projiziert haben. Gleichwohl bin ich überzeugt davon, dass die eigenen Eltern zum damaligen Zeitpunkt jeweils das Bestmögliche gemäß ihrem Bewusstseins- und Wissensstand gegeben haben.

So gilt es auch, nicht im Groll zu verharren, egal welche Erfahrungen gemacht wurden, sondern sie, wie alles im Leben, als große Chance zu sehen. Wir sollten uns bewusst machen, dass wir unsere Existenz diesen beiden Menschen zu verdanken haben. Ohne sie würde es Sie und mich nicht geben. Somit wurde deren Hauptaufgabe (im evolutionsbedingten Sinne der Fortpflanzung und Erhaltung der Menschheit) vollumfänglich erfüllt.

Dieser Perspektivwechsel ist wichtig, um nicht der Vergangenheit anzuhaften und die Möglichkeiten im Hier und Jetzt vollumfänglich wahrnehmen zu können. Wir dürfen lernen loszulassen, denn alles, was wir tun können, geschieht nur in der Gegenwart, geschieht genau jetzt.

Eine der größten Herausforderungen unserer Zeit ist wohl die Tatsache, dass so viel Wissen vorhanden ist, so viel Input täglich auf uns einprasselt und wir nicht gelernt haben, diesen so abzuschirmen bzw. zu filtern, dass wir weiterhin in der Lage sind, mit uns liebevoll umzugehen und uns wirklich zu spüren. Sich selbst und seine Gefühle zu spüren, seien sie positiv oder negativ, sie voll anzunehmen, wird einem in der Schule noch nicht beigebracht, sondern muss von uns in mühevoller Eigenarbeit erlernt werden. Jedes Leben ist einzigartig und verläuft wie das EKG des Herzens mal auf und mal ab. Es gibt großartige Momente und dann wiederum ganz große Herausforderungen. Die schönen Erfahrungen zu genießen, dies gelingt uns ganz gut, doch mit den schwierigen, schmerzhaften und zum Teil tief erschütternden Erfahrungen umzugehen, das wurde uns (zumeist) nicht gelehrt. Diese gehören dennoch genauso zu unserem Leben dazu. Wenn wir dieses Wissen akzeptieren, lernen wir, Verantwortung zu übernehmen, und werden reifere und dankbarere Menschen. Wir lernen, die schönen und einfachen Momente mehr zu schätzen, wir werden uns ihrer bewusster. Und so gehen wir Kapitel für Kapitel in ein tiefes Verständnis für die Notwendigkeiten von verschiedenen Erfahrungen. Mit dem Verständnis, dem Sinn und der dadurch entstehenden

Machbarkeit lernen wir, mit jeder Aufgabe umgehen zu können. Dieses Buch wird Sie dabei unterstützen, einen tiefen inneren Frieden zu spüren und in ein wunderschönes Gefühl grenzenloser Freiheit zu gelangen. So bekommen Sie Übungen, Werkzeuge, Denkanstöße und »Mehrmöglichkeiten« geschenkt, die Ihnen bei konsequenter Umsetzung direkt im Alltag und Umgang mit dem eigenen Selbst helfen werden. Damit einhergehend baut jedes Kapitel sanft aufeinander auf, mit dem Beginn der Lebensreise bis hin zum Gefühl des Eins-Seins.

Ich möchte Sie dazu einladen, dieses Buch vorbehaltlos zu lesen und nach jedem Kapitel eine Pause einzulegen. Lassen Sie die Worte und den Inhalt langsam auf sich wirken. Dieses Buch ist ein sehr persönliches Geschenk. Ich schreibe jedes Wort in tiefer Demut und Dankbarkeit vor dem Leben. Ich habe viele extreme Erfahrungen machen dürfen und lasse hin und wieder eigene Geschichten einfließen. Nach schweren Krankheiten, Reha-Maßnahmen, einem Autounfall mit 250 km/h, Trennungen und all den wundervollen Geschenken des Lebens habe ich vor zirka zehn Jahren angefangen, mich intensiv mit mir selbst und dem Leben zu beschäftigen. Diese Reise bis zum heutigen Tag war von extremen Höhen, aber auch extremen Tiefen geprägt. Es gab Tage, an denen wollte ich nicht mehr weiterleben. Ich hätte mir zur Unterstützung und zum Verstehen in jenen Tagen ein Buch wie dieses gewünscht. Damals habe ich mir selbst versprochen: Wenn ich so weit bin, schreibe ich solch ein Buch. Eines, das anderen Menschen einfach, schnell und verständlich hilft. Hier ist es nun.

Sobald Sie merken, dass Sie ein Thema besonders triggert und Sie in einen inneren Widerstand geraten, legen Sie das Buch erst mal beiseite und lassen Sie Ihre Emotionen und Gefühle zu. Beobachten Sie, was konkret der Auslöser ist, und nehmen Sie mit etwas Abstand dieses Geschenk an. Denn genau das gehört zu einem selbstbestimmten, freien und glücklichen Leben dazu, seine eigenen Schattenthemen zu erkennen, zu fühlen und anzuerkennen. Nur so können Sie alte Wunden mit Licht füllen und sie endgültig loslassen. Ich wünsche Ihnen tiefgreifende Erkenntnisse und den Glauben daran, dass dieses Buch Ihr Leben auf eine außergewöhnliche Weise positiv verändern wird, eine Art und Weise, die für Ihr früheres Selbst unvorstellbar gewesen wäre.

Doch wir wollen jetzt ein neues Ich kreieren, eines, das die Gewissheit hat: Alles ist möglich und alles im Leben ist eine Chance. Machen Sie sich bewusst: Es ist Ihr Leben und Sie dürfen – egal was war und egal was kommt – der Schöpfer und Gestalter Ihres Lebens sein. Lassen Sie uns gemeinsam Verantwortung übernehmen. Der einzige Weg für eine friedliche und lichtvolle Welt ist, selbst friedvoll, liebevoll, dankbar und lichtvoll zu sein. Mit Ihrem neuen Sein wird sich automatisch auch Ihr Umfeld positiv verändern, die Beziehungen zu Ihren Liebsten, zu den Kollegen bei der Arbeit, zu Ihren Freunden und in allen weiteren Lebensbereichen. Betrachten Sie unsere Reise ganzheitlich, wie das Rad des Lebens. Wir wollen das Maximum in allen Lebensbereichen erreichen, sodass es rund laufen kann und wie der Fluss des Lebens immer in Bewegung bleibt.

Um den gegenwärtigen Istzustand Ihres Lebensrades festzustellen, möchte ich Sie einladen und ermutigen, zunächst ganz ehrlich die Punkte der einzelnen Bereiche im Lebensrad anzukreuzen, um zu überprüfen, was schon gut läuft und was ausbaufähig ist. Seien Sie absolut ehrlich mit sich selbst, denn das ist die Grundlage, um Neues zu erschaffen. Wie schon beschrieben, beginnt wirkliche Veränderung als Allererstes mit der Akzeptanz dessen, was jetzt ist.

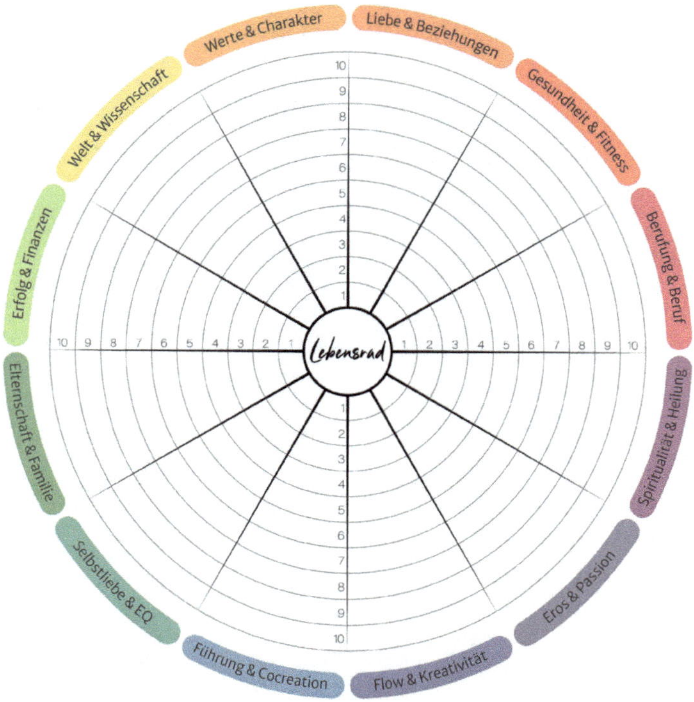

1. Unsere Lebensreise beginnt
2. Ihr Umfeld, Ihr Lebenszug und Ihre Werte
3. Ihre kleinen – großen Herausforderungen und unser Selbstwert
4. Kommunikation und Menschentypen im Enneagramm
5. Das Spiegelkabinett und die Macht der Vorstellungskraft
6. Die Gegenwart, hier und jetzt
7. Der Weg zu höherem Bewusstsein
8. Sinn des Lebens
9. Die Liebe
10. Verschenken und dem Fluss des Lebens dienen
11. Die Rückkehr ins Licht
12. Eins-Sein

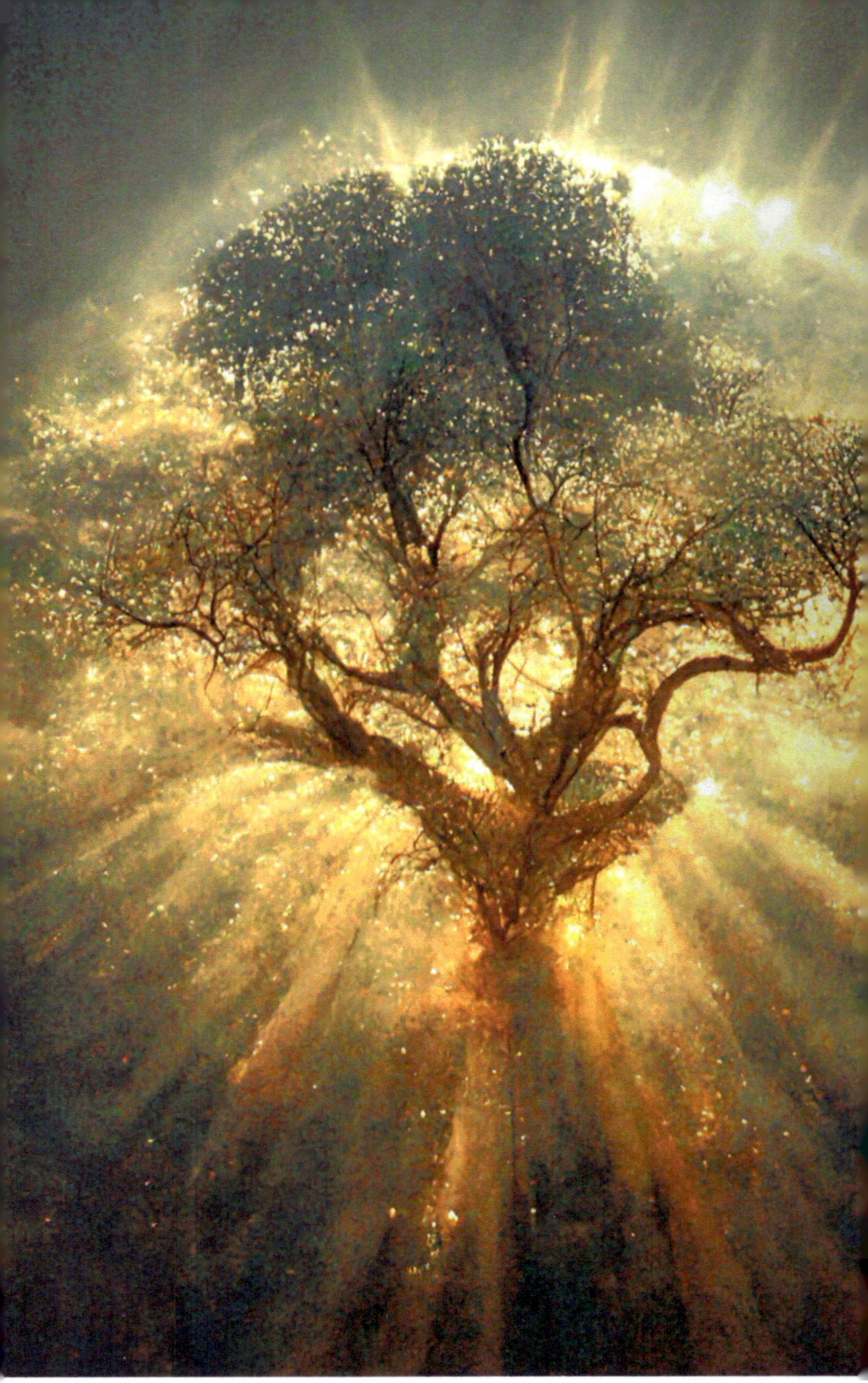

1.

Unsere Lebensreise beginnt

Unsere Lebensreise beginnt, nachdem sich zwei Menschen dazu entschieden haben (sei es bewusst oder unbewusst), miteinander intim zu werden. In der Regel sind die werdenden Eltern selbst noch jung (ich darf aus Erfahrung sprechen, da ich selbst mit zwei wunderschönen Kindern gesegnet bin). Nachdem die Zeit der Schwangerschaft mit allen Höhen und Tiefen durchlebt wurde, krönt die Geburt des Babys das Glück der Eltern. Nun wird das neugeborene Kind in glückseliger, bedingungsloser Liebe und Harmonie aufgezogen. Dies entspricht zumindest den Idealvorstellungen, weil ein Baby gerade die ersten drei Lebensjahre nichts weiter benötigt als Nahrung und bedingungslose Liebe. Mittlerweile wird davon ausgegangen, dass die ersten sechs Jahre prägend sind für die Entwicklung des gesamten weiteren Lebens. Doch sieht es in der Realität oftmals anders aus. Bei mir begann meine Lebensreise damit, dass meine Mutter mit 17 Jahren schwanger und ganz auf sich allein gestellt war, da diese Situation meinen leiblichen Vater (zu dem Zeitpunkt ebenfalls 17 Jahre jung) überforderte. Es ist ebenso wissenschaftlich bewiesen, dass sich allein die Angst der werdenden Mutter auf das Baby in Form von Ablehnung überträgt.

An dieser Stelle möchte ich eines gleich vorwegnehmen:

Die Angst vor Ablehnung ist eine der größten Ängste aller Menschen.

Durch eine schwierige Geburt mit Operation lag ich drei Tage isoliert von meiner Mutter in einem speziell abgetrennten Raum und musste, der Situation geschuldet, dass niemand auf mich aufpassen konnte, mit sechs Wochen in die Krippe. Gepaart mit vielen weiteren Erfahrungen, hat dies mein Leben massiv geprägt, dabei weiß ich um die Bedeutung gerade dieser ersten Lebensphase.

Und da genau diese Bedeutung wissenschaftlich belegt ist, stellt sich mir die Frage: Wieso gibt es keinen Führerschein für Eltern? Das hört sich zunächst lustig an (und wie gesagt, ich bin selbst Papa), doch stellen wir uns mal kurz vor, die ersten neun Monate werden intensiv genutzt, die zukünftigen Eltern optimal vorzubereiten. Ich meine damit nicht die Geburtsvorbereitungskurse, in denen insbesondere die Väter ganz viel Freude an den Atemübungen haben, sondern in denen all die wichtigen Informationen vermittelt werden, zum Beispiel, wie prägend die ersten Jahre sind, um später einen reifen, friedvollen erwachsenen Menschen in die Welt zu schicken. Wir Menschenkinder sind zur Geburt die abhängigste Art aller Lebewesen. Nicht einen Tag könnten wir überleben, wenn wir zu Beginn unseres Lebens nicht versorgt würden. Ein Baby braucht Nähe, bedingungslose Liebe, Fürsorge und Nahrung. Das klingt so einfach und die meisten Wahrheiten im Leben sind nun einmal genau dies: einfach. Gleichwohl sind wir teilweise so überfordert mit unserem eigenen Leben, schenken uns selbst so wenig Liebe. Die Gesellschaft erwartet von uns, dass wir idealerweise direkt nach Entbindung wieder arbeiten gehen, oder der eigene Karriereanspruch treibt uns Eltern dazu, schnell einen Kita-Platz zu finden, um wieder voll im Hamsterrad des Lebens durchzustarten. Auch die ältere Generation der eigenen Eltern hat oft keine Zeit mehr, da sie entweder selbst noch bis zum Alter von 67 Jahren arbeiten darf oder in den eigenen Lebensherausforderungen feststeckt und somit die Kraft fehlt.

Ich bin überzeugt davon, dass wir mit Einführung solcher Kurse bzw. eines solchen »Führerscheins« in einer Generation viel mehr Frieden in unserer Welt hätten und die Psychologen und therapeutischen Praxen womöglich nicht monatelang ausgebucht wären. Wer dieses Thema vertiefen möchte, dem kann ich das wundervolle Buch von Franz Ruppert empfehlen: »Ich will leben, lieben und geliebt werden«.[1]

Bevor wir uns in ein Auto setzen dürfen und auf den Straßenverkehr losgelassen werden, ist ein Autoführerschein Voraussetzung. Solch ein Führerschein sollte für viele Lebensbereiche eine Notwendigkeit darstellen, sodass wir von Grund auf lernen, mit allen Gegebenheiten umzugehen, um selbstverantwortlich leben zu dürfen.

Aufgrund eigener verschiedener spiritueller Erfahrungen und dem Titel meines Buches zufolge gibt es hierzu noch einen anderen Ansatz. Wir wollen mit diesem Buch unser Leben ganzheitlich betrachten. Dazu gehört auch, uns spirituell zu öffnen, um die Seite jenseits des Verstands und des Denkens zu erforschen. Wie im chinesischen Symbol »Yin und Yang« sind wir in einer dualen Welt. Es gibt zwei Seiten der Medaille, heiß und kalt, oben und unten, rechts und links. Sie wissen, was ich meine. Ich wünsche mir, dass Sie sich für die folgenden Ideen öffnen können und während unserer gemeinsamen Reise die Möglichkeit als solche zulassen, denn ich kann die folgenden Worte nicht beweisen, das kann bis dato leider noch niemand.

So möchte ich Sie an dieser Stelle direkt dazu einladen, eine kurze Pause zu machen, und Sie dazu ermutigen, in die erste Umsetzung zu kommen. Die nachfolgende kurze Geschichte schenkt uns eine andere Art, um Möglichkeiten in Betracht zu ziehen und somit unser limitiertes Denken aus dem Verstand heraus zu hinterfragen. Sofern Sie bereit sind, leite ich Sie jetzt im Folgenden dazu an.

Um ein tiefgreifendes Verständnis für unsere gemeinsame Reise zu entwickeln, empfehle ich Ihnen, das Buch »Die kleine Seele spricht mit Gott« zu lesen.[2]

Es wird Ihnen wertvolle Einsichten vermitteln, die für unseren weiteren Weg von Bedeutung sind.

Auch die Hörbuchvariante ist eine interessante Möglichkeit, den tiefer liegenden Sinn der Geschichte zu erfahren.

Diese Geschichte wird uns helfen, unseren Geist für andere Möglichkeiten zu öffnen und dem kommenden Ansatz aufgeschlossener gegenüberzustehen. Ich habe mir die Geschichte mit Kopfhörern und einer schönen Kerze angehört und war zutiefst berührt. Ich wünsche Ihnen nun viel Freude und Inspiration dabei.

Falls Sie meiner Einladung nachgekommen sind, hervorragend! Wenn nicht, ist auch das vollkommen in Ordnung. Nur fragen Sie sich ehrlich: Was hat Sie daran gehindert? Wieso habe ich mich für diese Möglichkeit in diesem Moment nicht öffnen können? Vielleicht schreiben Sie sich diese Frage auf und nach jeder Antwort beginnen Sie von Neuem, den tatsächlichen Grund zu hinterfragen. Denn ob Sie es gewagt haben oder nicht, ist keinesfalls dem Zufall zuzuschreiben. Eventuell liegt eine unbewusste Angst der Veränderung dahinter. Deswegen möchte ich Sie, falls noch nicht geschehen, erneut dazu ermutigen, diese Geschichte als eine Möglichkeit und Chance zu sehen. Wir erinnern uns an den Zweck dieser Lektüre:

Lebensanleitung für ein selbstbestimmtes, glückliches und freies Leben.

Sofern Sie meiner Einladung nicht gefolgt sind, bleibe ich sanft beharrlich und bitte Sie, folgende Fragen schriftlich zu beantworten. So besteht die Möglichkeit herauszufinden, was wirklich dahintersteckt.

Frage 1)
Wieso habe ich mich nicht für diese Möglichkeit geöffnet?
Antwort 1)
Weil ich darauf keine Lust habe.

Frage 2)
Wieso habe ich keine Lust darauf?
Antwort 2)
Ich glaube nicht an so etwas.

Frage 3)
Wieso glaube ich nicht an so etwas?
Antwort 3)
Weil mir der Gedanke daran nicht gefällt.

Frage 4)
Wieso gefällt mir der Gedanke daran nicht?
Antwort 4)
Weil ich so etwas nicht zulassen möchte.

Frage 5)
Wieso möchte ich so etwas nicht zulassen?
Antwort 5)
Weil ich nicht weiß, wohin das führen könnte.

Frage 6)
Wieso muss ich wissen, wohin das führt?
Antwort 6)
Weil ich Angst vor der Erfahrung habe.

Frage 7)
Wovor habe ich konkret Angst?
Antwort 7)
Meine Angst zu spüren, die Ohnmacht dahinter.

Diese Fragen sind nur Beispiele und können beliebig mit allen Lebensthemen fortgesetzt werden, gegen die Sie sich verschließen. Weil das wirkliche, tiefer liegende Gefühl sich meist hinter Vorwänden versteckt. So gelingt es uns, mit dem sieben- bis achtmaligen Wiederholen einer Frage und deren Antwort die Wirklichkeit in uns zu entdecken. Und die Wirklichkeit ist oftmals eine tiefliegende Angst.

Wenn Sie sich dazu entschieden haben, dass dieses Buch Ihnen wirklich dabei helfen darf, Ihr Leben zu verändern, dann ist eine Sache unumgänglich: Sie müssen absolut ehrlich gegenüber sich selbst sein.

Warum? *Weil wir uns selbst sabotieren, wir alle.*

Indem Sie sich ehrlich und nüchtern durch das Punkteverteilen im Lebensrad bewusst machen, welche Bereiche in Ihrem Leben noch nicht optimal verlaufen, können Sie tatsächliche Veränderung überhaupt erst zulassen. Denn wenn Sie sich z. B. einreden, Beruf und Finanzen würden ganz gut laufen, deshalb gebe ich mir eine Acht, doch in Wahrheit sind Sie mit Ihrem Job unzufrieden, fühlen sich unerfüllt und freuen sich am Montag schon auf das Wochenende, dann belügen Sie sich selbst. Genau dieses Selbstbelügen erschafft eine Inkohärenz, eine Unstimmigkeit in Ihrem System. Inkohärentes Verhalten ist ein Glücksverhinderer. Etwas zu tun, das Sie in Wirklichkeit gar nicht mögen, führt langfristig zu Krankheiten, beginnend mit andauernder Erschöpfung und Energielosigkeit, bis hin zu Burnout und Depressionen.

Vielleicht möchten Sie sich diesen Satz aufschreiben:

Alles, was uns bewusst wird,
kommt ins Licht.

Das bedeutet, wenn Sie wirklich hinschauen, welches Verhalten und welche Aktivitäten Ihnen kein Glück schenken und was ganz konkret einen solchen Zustand verhindert, dann beginnt die Wahrnehmung und Sie können die Themen Stück für Stück auflösen.

Sofern Sie das wunderschöne kurze Hörbuch von Neale Donald Walsch gehört haben, wäre ich unglaublich gern bei Ihnen, um zu fühlen, wie es Ihnen damit ergangen ist. Vielleicht mögen Sie es mir schreiben.

Wenn wir jetzt einmal vorbehaltlos, unwissenschaftlich und fantasievoll davon ausgehen, dass wir alle Seelen, Bewusstsein oder Energie sind (der Einfachheit halber bleibe ich dem Buchtitel zufolge bei dem Begriff Seele) und wir hier auf dem wunderschönen Planeten Erde sind, um zu erfahren, wer wir wirklich sind, dann wäre das eine ganz andere Art der Reise. Stellen Sie sich vor, Sie und ich, wir haben uns diese Reise vorab ausgesucht. Wir haben uns genau die Eltern ausgesucht, die Erfahrungen während des Heranwachsens und den ersten

Partner (Schicksalsschläge und schwere traumatisierte Ereignisse möchte ich hier ganz klar ausklammern).

Nun könnten Sie sich fragen: Wieso habe ich mir so ein blödes Leben ausgesucht? Vielleicht weil Sie (der Sie wirklich sind) diese Erfahrung machen wollten. Nachdem ich das erste Mal mit so einer Sichtweise in Kontakt kam, habe ich das zunächst innerlich vollkommen blockiert und die Idee als esoterischen Schwachsinn abgetan. Und doch hat es mich irgendwie nicht losgelassen, weil diese Möglichkeit zumindest einige Erklärungen schenkt. Stellen Sie sich einmal vor, wir kennen nur die Vollkommenheit. Wir sind vollkommenes, ewiges Sein, dann braucht es etwas, um das Gegenteil kennenzulernen.
Dualität. Die Erfahrung der Unvollkommenheit.

Nach einem ersten schweren Bandscheibenvorfall, durch den ich wochenlang ans Bett gefesselt war und vor Schmerzen nicht einmal mehr aufstehen konnte, hat das Leben mich dazu eingeladen, mich mit mir selbst zu beschäftigen.

So fing ich mit Persönlichkeitsentwicklung an und meine erste Begleiterin in diesem Zusammenhang war Vera Birkenbihl. Sie lebt leider nicht mehr unter uns und gleichwohl gibt es dank der Digitalisierung unzählige wundervolle Videos von ihren Seminaren. Ich verspürte gleichzeitig das Bedürfnis, das Buch von Neale Donald Walsch, »Gespräche mit Gott«, zu lesen bzw. als Hörbuch zu genießen. Das hat meine Denkweise vollkommen auf den Kopf gestellt, ich empfand den Inhalt und die Thematik als unfassbar und erleuchtend. Vielleicht kennen Sie das Gefühl, wenn gewisse Lebensfragen immer wieder auftauchen und der Verstand keine Antworten darauf kennt. So hat mich der Inhalt dieser Bücher nicht mehr losgelassen. Ich springe kurz vor in das Jahr 2019, als mein persönliches

Lebenschaos am größten war. Ich war zu einem Geschäftstermin in Leipzig mit Übernachtung und fuhr am nächsten Morgen aufgrund weiterer Termine unbewusst mit 250 km/h über die Autobahn zu meiner Firma. Es war ein traumhafter Sommertag, strahlend blauer Himmel, herrlicher Sonnenschein und eine leere Autobahn. Ein frisch gemachter Cappuccino stand in meinem Getränkehalter und plötzlich, wie auf Knopfdruck, war der Himmel schwarz und dunkel.

Es war wie eine Wand, die von hell auf dunkel wechselte, mit monsunartigem Starkregen. Meiner übertriebenen Geschwindigkeit und der Tatsache geschuldet, dass zwei bis drei Zentimeter Wasser auf der Straße lagen, verabschiedete sich mein Auto mit mir von der Autobahn. Ich konnte weder bremsen noch lenken, es war wie auf Eis (Aquaplaning). Dass dies passierte, war in meinen Augen kein Zufall, weil ich zu dieser Zeit auch in meinem Privatleben von der Spur abgekommen war, bis hin zur zweijährigen Trennung von meiner wundervollen Ehefrau.

Doch das Spannende an dieser lebensbedrohlichen Situation war: Nachdem mir bewusst geworden war, dass ich nicht mehr tun konnte, als das zu ertragen, was passierte, verspürte ich keinerlei Angst mehr. Es überkam mich eine tiefe, unglaubliche Sicherheit, dass alles gut wird. In diesem Augenblick spürte ich eine Sicherheit, die ich zuvor noch nie erlebt hatte.

Mein Fahrzeug hat sich mehrfach überschlagen. Ich hatte ein großes Panoramadach. Es wurde hell, obwohl es tiefdunkel und stürmisch war. Ich wusste nicht, was das bedeutete, was da passierte. Es war wie in Zeitlupe und dennoch habe ich pure Liebe und Sicherheit gespürt.

Sie können jetzt sagen, dass es vermutlich das Adrenalin war oder ich es mir eingeredet habe. Doch dieses Gefühl ist seitdem nie wieder gegangen. Mir ist, bis auf Knieschmerzen, nichts passiert. Der Hubschrauber konnte aufgrund des Unwetters nicht landen. Nachdem die Autobahn mehrere Stunden gesperrt worden war, brachte man mich ins BG Klinikum Bergmannstrost Halle. Der behandelnde Notarzt hat mir während der Fahrt schon gesagt, dass er noch nie jemanden gesehen hat, der einen so schweren Unfall mit solch einer Geschwindigkeit überlebt hat. Als ich ins MRT geschickt wurde, waren rund 20 Ärzte und Ärztinnen um mich herum, die sich von meinem Überleben überzeugen wollten. Es war wie in der Serie Grey's Anatomy. Nachdem sie nichts Auffälliges gefunden hatten, verabreichten sie mir Kontrastmittel mit der Aussage: »Das geht nicht, da müssen doch Schäden sein!« Dann durfte ich noch eine Runde ins MRT. Aber da war nichts, bis auf meine Knieverletzungen.

Ich möchte an dieser Stelle all meinen Schutzengeln meinen tiefen Dank aussprechen, die maßgeblich zu diesem Wunder beigetragen haben. Diese Erfahrung hat mich zutiefst berührt und ich bin unendlich dankbar für ihre liebevolle Präsenz in meinem Leben.

Mit dieser kurzen persönlichen Geschichte möchte ich Ihnen einfach mitgeben, dass jeden Tag unglaubliche Ereignisse und Wunder geschehen.

»Ein Wunder ist ein Ereignis,
welches wir bis eben noch nicht
für möglich gehalten haben.«

Ein Kurs in Wundern[3]

Nur weil unser rationaler Verstand solche Situationen und Ereignisse nicht immer greifen kann, geschehen sie trotzdem täglich, immer und überall. Somit möchte ich Sie immer wieder dazu ermutigen, dieses Buch mit offenem Geist zu lesen und sich für den Raum der Mehrmöglichkeiten zu öffnen.

Übung: Um diese Übung durchzuführen, benötigen Sie einen Timer, ein Blatt Papier, einen Stift und eine ruhige Umgebung ohne Ablenkungen.

Nehmen Sie sich einen Moment Zeit, um sich in eine bequeme Position zu bringen. Schließen Sie sanft Ihre Augen und konzentrieren Sie sich auf Ihren Atem. Atmen Sie tief ein, spüren Sie, wie sich Ihre Lungen mit Luft füllen, und atmen Sie langsam aus. Wiederholen Sie diesen Atemzug insgesamt dreimal, um sich zu entspannen und inneren Frieden zu finden. Halten Sie vor dem Ein- und Ausatmen kurz die Luft an und beobachten Sie den Fluss des Atems. Anschließend atmen Sie normal weiter und bleiben mit Ihrem Fokus auf Ihrer Nasenspitze. Sie beobachten, wie die Luft in Ihre Nase einströmt und sie wieder verlässt. Sie machen nichts anderes, als dies zu beobachten. Je nachdem, wie meditationserfahren Sie sind, könnte es sein, dass Sie hin und wieder den Fokus verlieren. Das ist ganz normal und lädt Sie dazu ein, Ihren Fokus wie eine Kamera zu schärfen und sich erneut auf die Nasenspitze zu konzentrieren. Sofern Sie dazu bereit sind, würde ich dieser Übung 10 bis 15 Minuten Ihrer Zeit schenken, um tief zu entspannen und zu beobachten, was in Ihnen passiert. Sie tun nichts anderes, als Ihren Atem beim Ein- und Ausströmen an Ihrer Nasenspitze zu beobachten. Kommen Gedanken hoch und/oder Ihre innere Stimme möchte Ihnen einreden, mit diesem vermeintlichen Quatsch aufzuhören, so nehmen Sie das nur wahr und disziplinieren sich immer wieder, Ihren Fokus auf das Beobachten des Atems zu legen. Es spielt dabei keine Rolle, wie oft Ihre Gedanken abschweifen. Wichtig ist, dass Sie das erkennen und den Fokus immer wieder entspannt auf das Ein- und Ausatmen an Ihrer Nasenspitze lenken. Diese Übung wird die ersten Male sehr herausfordernd sein, doch mit zunehmender Praxis Ihr Leben verändern.

Anschließend schreiben Sie, ohne nachzudenken, alles auf, was Sie während der Übung erfahren haben.

Übungsfragen:

- Was für Gedanken kamen während der Übung hoch?

- Seien Sie, wenn Sie künftig die Übung machen, einfach der Beobachter, ohne zu bewerten, und lassen Sie die Gedanken wie Wolken vorbeiziehen.

- Was für Gefühle sind hochgekommen?

- Auch hier gilt: nur beobachten, wahrnehmen und entspannt wieder loslassen.

- Was sagt Ihre innere Stimme zu dieser Übung?

- Hören Sie ihr zu und lassen Sie es einfach auf sich wirken, ohne darauf einzugehen. Weiterhin gilt: nur beobachten.

- Ich hoffe, Sie haben diese Übung mitgemacht, denn wir wollen ja eine wirkliche Veränderung, ein glückliches, selbstbestimmtes Leben, und nicht einfach nur ein weiteres Buch konsumieren.

- Wenn Sie Ihre Gedanken beobachtet und dabei wahrgenommen haben, dass diese kommen und gehen, dürfte klar sein, dass Sie nicht Ihre Gedanken sind. Da Ihre Gefühle ebenso nur zu Gast sind, könnten wir uns darauf einigen, dass Sie auch nicht Ihre Gefühle sind.

- Sie haben einen Körper, eine innere Stimme, Sie haben Gedanken und Gefühle. Wie die Weisheit der Sprache das wunderbar ausdrückt, BESITZEN Sie all das. Und was Sie besitzen, können Sie ja nicht sein, richtig? Wie Kurt Tepperwein das so wunderbar in seiner Metapher ausdrückt: Wenn Sie ein Auto haben und in Ihr Auto einsteigen, sind Sie ja auch nicht das Auto, sondern Sie haben ein Auto. Wenn Ihr Fahrzeug einen Kratzer hat oder ein Reifen fehlt, so sind Sie (der Sie wirklich sind) davon unberührt, weil Sie sich bewusst sind, dass Sie ein Auto haben und Sie sich nicht mit dem Auto identifizieren.[4] Das ist wichtig zu verstehen, da sich Ihr Geist für die nachfolgenden Kapitel mit diesem Verständnis ganz anders öffnen wird.

- Die spannende Frage ist nun: Wer nimmt das alles wahr? Wer nimmt die Gedanken, die Gefühle wahr und wer ist es, der diese innere Stimme hört?

- So möchte ich Sie zum Abschluss des ersten Kapitels dazu einladen und ermutigen, sich mit diesen Fragen zu beschäftigen.

- Wie geht es Ihnen nach dieser Übung? Sind Sie entspannter als zuvor?

- Ich habe mir für diese 15-minütige Meditation der Stille täglich einen Kalendereintrag gemacht und darf Ihnen sagen, dass sie wie ein Kurzurlaub im Alltag wirkt. Umso weniger Zeit ich habe und umso herausfordernder mein Tag ist, desto wichtiger ist diese Übung. Probieren Sie es zwei Wochen lang aus, jeden Tag, ohne Ausreden, und prüfen Sie, wie sich allein dadurch Ihr Leben ins Positive verändert. Machen Sie sich bewusst: Um ein schöneres und glücklicheres Leben zu führen, dürfen wir alte Gewohnheiten durch neue ersetzen. Wir lassen weg, was uns keine Freude schenkt, und fügen unserem Alltag hinzu, was uns diese Freude gibt.

- Wissen Sie, was Ihnen Freude schenkt?

- Erstellen Sie nach den Übungsfragen aus dem ersten Kapitel eine Freude-Liste. Schreiben Sie 10 bis 15 Dinge auf, die Ihnen Spaß machen, ohne zu überlegen. Einfach aufschreiben: Mir macht Freude …

- Lassen Sie sich Zeit mit diesen Fragen, legen Sie das Buch erst einmal beiseite und lassen Sie das erste Kapitel auf sich wirken. Die Freude-Liste wird Ihnen im Nachgang die Möglichkeit schenken, bewusst mehr davon zu tun und in Ihren Alltag zu integrieren, und Sie täglich an Ihre Freude erinnern. Ich bin gespannt und freue mich auf unsere weitere Reise.

Was sind Ihre wichtigsten Erkenntnisse aus diesem Kapitel?

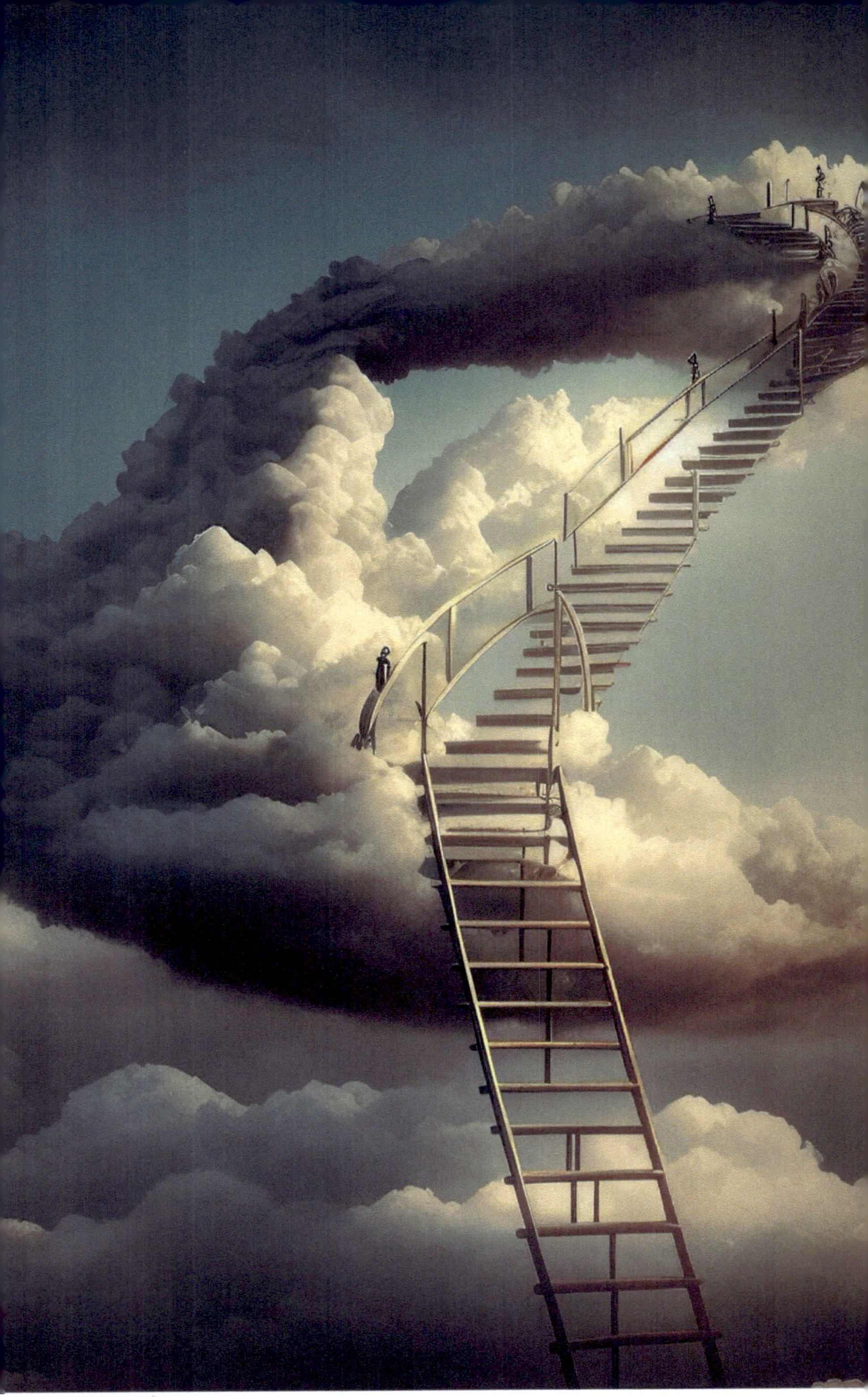

2.

Ihr Umfeld, Ihr Lebenszug und Ihre Werte

An dieser Stelle möchte ich darauf hinweisen, dass mich durch die unzähligen Bücher und Hörbücher, die ich konsumiert habe, und durch die Seminare und Coachings, an denen ich in den vergangenen zehn Jahren teilgenommen habe, einige Mentoren besonders geprägt haben. Viele dieser Erfahrungen fließen in mein Buch ein und ich kann Sie nur dazu ermutigen, sich ebenfalls Mentoren an die Seite zu holen. Das geht heute alles online und zum großen Teil kostenlos.

Wir haben das erste Kapitel mit einer essenziellen Frage abgeschlossen. Auf diese werden wir im Verlauf des Buches noch tiefer eingehen, denn es ist eine der wichtigsten Fragen, die wir uns im Leben stellen werden:

Wer bin ich?

So möchte ich nun an »Die Lebensreise beginnt« anknüpfen und über die Wichtigkeit Ihres Umfeldes, die Passagiere in Ihrem Lebenszug und Ihre Werte sprechen. Auf die Frage »Wer bist du?« antworten die meisten Menschen mit ihrem Namen, mit ihrem Geschlecht oder mit ihrem Beruf. Doch das alles sind wir nicht. Ich bin nicht Christian, ich heiße Christian. Das ist mein Name. Wir dürfen uns nicht identifizieren mit dem, was wir zu sein glauben. Ich habe einen männlichen Körper, mein Beruf ist Geschäftsführer – und das alles bin ich nicht. Ich bin Bewusstsein. Wir haben gelernt: Wir können nicht sein, was wir haben und beobachten. So beginnt hier schon mit der Weisheit der Sprache die Unterscheidung, als was ich mich erfahre und wahrnehme.

Der nächste Schritt zu einem glücklichen und selbstbestimmten Leben ist zu erkennen, wem Sie Ihre Aufmerksamkeit schenken und womit Sie Ihre Zeit verbringen. Fangen Sie an wahrzunehmen, was Ihnen guttut und was nicht. Lernen Sie,

Ihrer Intuition wieder Gehör zu schenken und auf sie zu vertrauen. Mit welchen Menschen teilen Sie Ihre Zeit und welche Konsequenzen hat das für Ihre Lebensreise, wenn Sie z. B. ein dekonstruktives Umfeld an Ihrer Seite haben? Dazu gehört grundsätzlich auch, welchen Aktivitäten Sie Ihre Zeit schenken, ob Sie z. B. die ständigen negativen Nachrichten hören oder sich ein gutes Hörbuch gönnen. Es macht einen großen Unterschied, ob Sie Netflix konsumieren oder ein Dankbarkeitstagebuch schreiben. Ob Sie einer Tätigkeit nachgehen, in der Sie sich voll entfalten können und Sie ermutigt werden, Ihr Potenzial voll auszuschöpfen. Ein solches Hobby wird massiven positiven Einfluss auf Ihr Leben haben. Nur dazu müssen Sie wissen, was Sie wirklich wollen. Um das herauszufinden, dürfen Sie sich selbst reflektieren. Ich kenne diese innere Stimme, die dann in solch einer Situation sagt: »Damit beschäftige ich mich später, dafür ist jetzt keine Zeit.« Weil eben der Verstand grundsätzlich auf das Überleben ausgerichtet ist und nicht auf tiefe, wahrhaftige Glücksgefühle. Einhergehend mit dieser Erkenntnis ist es ebenso wichtig, diese innere Stimme zu beobachten, wahrzunehmen und sich nicht mit der Stimme, dem Ego zu identifizieren. Dieses Buch möchte Sie dabei unterstützen, sich selbst und andere besser zu verstehen, und Ihnen einfach umsetzbare Ideen und Inspirationen an die Hand geben, damit Sie ein glückliches und selbstbestimmtes Leben führen.

Um an dieses Ziel zu gelangen, kommen wir in diesem Buch schnellstmöglich auf den Punkt. So darf ich Ihnen sagen: Ein wichtiger Schritt für jegliche Form von Glück, Erfolg und Freude sind die richtigen Fragen. Die Qualität der Fragen bestimmt über die Qualität Ihres Lebens. So möchte ich Sie an dieser Stelle dazu einladen, kurz innezuhalten und sich folgende Fragen aufzuschreiben. Dazu dürfen Sie, wie in der Beantwortung der

Fragen aus Kapitel 1, dasselbe Schema nutzen, um die wirklichen, tiefer liegenden Antworten auf diese Fragestellungen zu erforschen. Allein diese vier Fragen haben das Potenzial, Ihr gesamtes Leben positiv zu verändern. So sind sie es wert, dafür ausreichend Zeit einzuplanen.

Was sind meine wahren Lebenswünsche?
Frageschema aus Kapitel 1: Auf die erste Antwort, die Ihnen hochkommt, stellen Sie sich die zweite Frage: Wieso will ich das? usw.)

Was würde ich tun, wenn jetzt alles möglich wäre?
(Stellen Sie sich bitte vor, dass eine Fee oder ein Zauberer Ihren Wunsch hier und jetzt realisieren kann, und fragen Sie sich nicht, wie das geht)

Was würde ich nicht mehr tun, wenn ich nur noch einen Tag zu leben hätte?
(Stellen Sie sich vor, dass dies jetzt Ihr letzter Tag ist und Sie morgen nicht mehr aufwachen – was würden Sie dann auf keinen Fall mehr tun?)

Was würde ich tun, wenn ich nur noch einen Tag zu leben hätte?
(Stellen Sie sich vor, dass dies jetzt Ihr letzter Tag ist und Sie morgen nicht mehr aufwachen – was würden Sie heute tun?)

Denken Sie bitte nicht mit Ihrem Verstand über die Fragen nach, sondern schreiben Sie einfach drauflos. Wir besprechen im späteren Verlauf, wie das, was Sie wirklich wollen, realisierbar ist. Die tiefliegenden Antworten auf diese vier Fragen können

Sie näher an Ihren Zweck der Existenz bringen. Nehmen Sie sich nach dem Kapitel ausreichend Zeit für die Fragen. Ich bin gespannt auf Ihre Erkenntnisse.

An dieser Stelle gehen wir einen Schritt zurück. Klar ist, dass wir uns am Beginn unseres Lebens unser Umfeld nicht aussuchen können. Je nachdem, wo wir geboren sind, in einer Klein- oder Großstadt, auf dem Land, in einem Plattenbau oder in einer Villa am See. Das sind zwar lediglich gegebene Umstände, doch hat es, wie alles im Leben, oftmals weitreichende Folgen. Auf welche Schule Sie gegangen sind, was für Lehrer und Menschen Sie dabei begleitet haben: All das wirkt sich unmittelbar auf Ihr gesamtes Leben und auf Ihre Potenzialentwicklung aus. Im Grunde kommen wir alle mit dem gleichen schöpferischen Potenzial auf die Welt und doch entwickeln wir uns völlig unterschiedlich. Einer wird Bundespräsident und der andere wird Drogendealer. Zugegeben, dieses Beispiel ist intensiv, weil es dazwischen noch ganz viele Möglichkeiten und Facetten gibt. Dennoch ist die spannende Frage: Wieso ist es so?

Ich denke, das hat viel mit Glaubenssätzen zu tun und mit der Wertevermittlung, die uns als Kinder und Jugendliche von unseren Eltern, Familien und Lehrern zuteilwird, oder eben nicht. Wir hinterfragen als Kinder dahingehend eher nichts. Vielleicht kennen Sie solche oder ähnliche Sprüche wie: »Das Leben ist nicht einfach«, »Geld wächst nicht auf Bäumen«, »Für Erfolg musst du kämpfen«, »Die Welt ist ungerecht« usw.

Wir hören unseren erwachsenen Vorbildern zu, sehen, wie sie leben, und bekommen dadurch auch visuell eine Bestätigung der von ihnen formulierten Glaubenssätze. Und dies wurde und wird teilweise von Generation zu Generation weitergegeben. Es ist erschreckend zu beobachten, wie viel wir unbewusst von den Eltern übernehmen, weil wir es schlichtweg nicht anders kennen.

Und da dürfen wir ganz ehrlich sein: Das Schulbildungssystem trägt ebenso in keiner Weise zur Potenzialentfaltung bei. So darf ich Ihnen versichern, dass ich die Rakete der Unbewusstheit war.

Als Kind und Jugendlicher habe ich viele Dinge getan, auf die ich im Nachhinein nicht stolz bin. Zu Hause nicht gesehen zu werden und nicht die liebevolle Fürsorge zu erfahren, die doch so dringend benötigt wird, hat in meinem Fall dafür gesorgt, im Außen für Chaos zu sorgen. Genau dann hatte ich die Aufmerksamkeit, die ich mir so wünschte. Das wusste ich als Kind nicht und so wurde das Chaos zunehmend größer. Ich bin von fahrenden Karussells gesprungen, durfte mehrfach die Schule wechseln und im städtischen Krankenhaus kannten Sie mich mit Vornamen – ein Bett war jederzeit reserviert für mich. Meine Mutter hat sehr viel Zeit mit den Direktoren der Schulen verbringen dürfen, bis ich mit 16 Jahren von zu Hause ausgezogen bin und in einer anderen Stadt meine Ausbildung begonnen habe. Dies war das erste Mal, dass ich etwas zur Ruhe gekommen bin und mitbekommen habe, wie sehr sich ein negatives Umfeld auf das eigene Befinden und Handeln auswirkt. Gemäß dem Gesetz der Anziehung hatte ich einen Freundeskreis aufgebaut, der ebenfalls viele Herausforderungen aufgrund des eigenen Elternhauses zu meistern hatte. Jetzt, wo ich das gerade schreibe und darüber nachdenke, wird mir noch bewusster, dass ohne den Umzug in eine andere Stadt mein Leben wohl in einem Fiasko geendet hätte. So gibt es Weggabelungen, Begegnungen und Ereignisse im Laufe der Zeit, die zu einer maßgeblichen Veränderung führen können, positiv wie negativ. Rückwirkend betrachtet haben die schwierigsten Ereignisse zu meinem größten Wachstum geführt. In den Herausforderungen, denen wir im Leben begegnen, liegt eine immense Chance für persönliches Wachstum und Entwicklung. Jede Erfahrung bietet die Möglichkeit, unsere Stärken zu entfalten und neue Fähigkeiten zu erlangen. Erst durch die Überwindung von Hindernissen können wir unser volles Potenzial entfalten und uns weiterentwickeln. Betrachten Sie diese Herausforderungen als wertvolle Gelegenheiten, um zu wachsen und zu lernen, und nehmen Sie sie als Teil des aufregenden Abenteuers des Lebens an.

In einer Krise zu wissen: »Ich habe das schon einmal geschafft«, bringt die notwendige Entspannung in unser System. Wenn es Ihnen gelingt, an den Punkt zu kommen, eine solche Herausforderung anzunehmen, und sich bewusst zu machen, dass dies zu Ihrer nächsten Entwicklung beitragen wird, dann beginnt wirkliche Freiheit.

Damit einhergehend ist es immer wieder wichtig, sich die Zeit zu nehmen, um sich selbst die richtigen Fragen zu stellen. Schreiben Sie sich diesen Satz unbedingt auf:

Die Qualität meiner Fragen bestimmt die Qualität meines Lebens.

- Ist mein gegenwärtiger Freundeskreis noch kompatibel mit meiner Lebenssituation?
- Macht mir meine Arbeit Spaß und erfüllt sie mich?
- Habe ich Ziele und Visionen und was tue ich täglich dafür?
- Ist meine Partnerschaft ermutigend und inspirierend?

- Wie viel Zeit verbringe ich mit Menschen, die negativ denken?

- Sofern die eigene Familie nicht förderlich für das eigene Erblühen ist: Kann ich die Zeit auf ein Minimum reduzieren?

- Was tue ich täglich für meine Gesundheit?

- Womit verschwende ich meine Zeit? Und was kostet mich das?

- Tue ich täglich etwas dafür, dass sich mein Lebensrad weiterdreht und mich in die optimalen Gefilde bringt?

- Wie kann ich besser werden als mein momentanes Ich?

- Nehmen Sie sich auch hier wieder ausführlich Zeit, entweder jetzt oder nach dem Kapitel die Fragen ganz nüchtern und ehrlich zu beantworten. Das heißt nicht, dass Sie sich danach von allen Menschen in Ihrem Umfeld trennen sollen. Dennoch ist es für ein glückliches und selbstbestimmtes Leben wichtig, sich bewusst zu werden, wer und was Ihnen guttut und wer oder was nicht.

So sollten Sie eine Sache schnell verinnerlichen:

Sie müssen gar nichts.

Sie dürfen zur Arbeit gehen, Sie dürfen Ihre Familie und Freunde besuchen, Sie dürfen abwaschen, Sie dürfen spazieren gehen, doch müssen tun Sie gar nichts. Natürlich hat jede Handlung Konsequenzen gemäß dem Gesetz von »Ursache und Wirkung«:

Gehen Sie z. B. längere Zeit nicht zur Arbeit, werden Sie höchstwahrscheinlich entlassen, doch vielleicht ist ja genau das ein Geschenk, sofern Sie der Job nicht erfüllt. Und dennoch ist den meisten Menschen nicht bewusst, was für eine tiefe Wahrheit in diesem kurzen Satz liegt. Wir denken so oft, ich muss dies noch und ich muss das noch. NEIN, das ist nicht wahr. Die vier Worte sind pure Freiheit für Ihr Leben. Sie müssen gar nichts, außer zu atmen und zu trinken. Weil dieser Satz so wichtig ist, möchte ich ihn wiederholen und Sie dazu einladen, ihn dick aufzuschreiben und sich dieser Wahrheit täglich bewusst zu werden.

Ich muss gar nichts.

Haben Sie den Satz aufgeschrieben? Gut, dann legen Sie ihn so hin, dass Sie ihn täglich mehrfach lesen können. Spüren Sie die Freiheit und Entspannung, die er Ihnen schenkt? Wenn wir wahrnehmen und erkennen, dass das nicht unsere Glaubenssätze sind, so können wir diese durch neue positive ersetzen. Unserem Unterbewusstsein ist es letztlich völlig egal, ob etwas richtig oder falsch ist.

Wir können uns jederzeit umprogrammieren.

Dies tun wir mit positiven Glaubenssätzen und unterstützen das mit Affirmationen und geführten Meditationen. (Sie finden im Anhang des Buches einige gute Affirmations- und Meditationsideen, die ich regelmäßig höre.) So beginnen wir mit den neuen Glaubenssätzen im Alltag, Beweise zu sammeln, wie wundervoll und leicht das Leben ist. Nach ca. 30 Tagen konsequenter Umsetzung werden Sie sehen, wie das eigene Leben leichter und schöner wird. Machen Sie sich bewusst: Ihre fokussierte Vorstellungskraft schafft Ihre Realität. An dieser Stelle möchte ich Sie nochmals an Ihren offenen Geist erinnern und daran, mikroskopisch genau darauf zu achten, wenn Ihre innere Stimme mit Ablehnung reagiert. Machen Sie sich Notizen oder Stichpunkte und markieren Sie die Stellen im Buch, an denen Ablehnung und/oder Trigger-Momente entstehen. Das sind die Goldnuggets, die Sie weiterbringen werden.

Wie machen wir das?

Als Allererstes dürfen Sie sich einer Realität bewusst werden: Die Welt (Ihre Welt) ist ein Spiegel Ihres Seins. Wenn Sie das nicht verstehen, haben Sie keine Möglichkeit, ein glückliches Leben zu führen.

Ob Sie das Spiegelgesetz positiv oder negativ umsetzen, lässt sich ganz einfach überprüfen, indem Sie auf Ihr jetziges Leben, auf Ihre jetzige Realität schauen. Führen Sie ein wundervolles, von der Sonne geküsstes Leben, sind Sie ein Glückskind? Wenn nicht, darf ich Ihnen an dieser Stelle eine Wahrheit mitteilen und möchte Sie gleichzeitig warnen, da diese Worte mich damals stark getriggert haben. Das könnte auch Ihnen beim Lesen passieren.

Alles, was in Ihrem Leben jetzt gerade ist, haben Sie erschaffen. Es ist Ihre Realität.

(Auch hier möchte ich schwere Schicksalsschläge ausklammern.)

Ob bewusst oder unbewusst erschaffen, spielt dabei keine Rolle. Wir haben mit unseren Handlungen und Nicht-Handlungen exakt die gegenwärtige Realität erschaffen. Erst wenn uns das bewusst ist und wir die volle Verantwortung für die eigenen Umstände übernehmen, können wir sie ändern.

Bitte beobachten Sie sich jetzt gut, geraten Sie in Widerstand gegen diese Worte, so hat das nichts mit den Worten zu tun, sondern mit der Nicht-Bereitschaft Ihres Verstands, die volle Verantwortung für Ihre Realität zu übernehmen. Sofern Sie merken, dass Ihr Verstand blockiert, legen Sie das Buch kurz beiseite. Atmen Sie gemäß unserer Übung aus Kapitel 1 und beruhigen Sie Ihren Geist. Vielleicht möchten Sie eine Runde spazieren gehen und machen sich währenddessen bewusst, dass wir gemeinsam wirklich etwas verändern wollen. Nicht morgen, nicht nächstes Jahr, sondern jetzt. Probieren Sie folgendes Experiment aus: Stellen Sie sich vor einen Spiegel und lächeln. Ihr Spiegelbild lächelt zurück. »Ja, klar!«, sagen Sie, »so funktioniert das nun einmal.« Nun, ich hoffe, Ihnen ist dabei eine Sache aufgefallen: Sie mussten zuerst lächeln. Und genauso funktioniert »die Welt«: Alles im Außen ist ein Spiegel.

Um das mit den wundervollen Worten von Rumi zu beschreiben:

»In diesem Spiegelkabinett siehst du eine Menge Dinge. Reibe dir die Augen! Nur du allein bist da.«

Rumi[5]

Sie kennen das sicher: An Tagen, an denen Sie gut drauf sind und voller Freude, begegnen Sie nur freundlichen, gut gelaunten Menschen. An Tagen, an denen Sie schlecht gelaunt sind, begegnen Ihnen wiederum nur schlecht gelaunte Menschen. Wenn Sie die Wahrheit hinter diesen Worten in der Tiefe verstehen, dann können Sie jederzeit beeinflussen, wie Ihr Tag wird. Dann sind Sie der/die Schöpfer/in Ihres Lebens und geben nicht mehr den Umständen die Schuld. Machen wir uns gemeinsam bewusst:

Wem wir die Schuld geben, geben wir die Macht.

Natürlich ist die Versuchung groß zu sagen, er ist schuld, sie ist schuld, die Situation und die Umstände sind schuld, doch das alles bringt uns kein Stück nach vorne. Erst wenn wir Verantwortung in der Tiefe verstehen und übernehmen, kann sich unser Leben transformieren.

Wie können Sie nun ganz einfach Ihre Realität im Alltag verändern?

Indem Sie bewusst sympathisch und freundlich sind. Denken Sie daran, was wir gelernt haben: Die Wahrheit ist immer einfach.

Sie dürfen lernen, sich selbst permanent zu beobachten, denn alles, was Sie beobachten, das können Sie ja nicht sein. Mit diesem Abstand als Beobachter sehen Sie Ihre täglichen Handlungen, Gewohnheiten, Reaktionen und Muster. Sie werden feststellen, wie viel Sie auf Ihr Umfeld projiziert haben. Mir wurde noch beigebracht: Männer dürfen nicht weinen und müssen hart sein usw. Mit diesem Glaubenssatz bin ich durch das Leben gegangen und habe »Schwäche« verachtet. Das heißt, wenn wir stark und selbstbewusst sind, werden wir Menschen, die das Gegenteil sind, bewusst oder unbewusst verurteilen. Um glücklich leben zu können, müssen wir alle Anteile nach Hause holen, insbesondere die gegensätzlichen, die wir bei anderen verurteilen.

Wie machen wir das?

Indem wir zunächst ganz genau beobachten, wenn wir jemanden verurteilen und bewerten. Sofern Sie das Bedürfnis verspüren, irgendjemanden oder etwas schlechtzureden oder eine bestimmte Eigenschaft zu kritisieren, müssen Sie das sofort unterbrechen. Ein guter Indikator für ein unbewusstes Verhalten ist das Recht-haben-Wollen. Ich selbst habe das jahrelang in Meisterschaft praktiziert und so die ein oder andere Party zum Ende gebracht. Recht haben zu wollen ist eine der größten Schwächen des menschlichen Egos, weil wir uns in dem Moment über einen anderen Menschen stellen und denken, wir wüssten die Wahrheit. Umso mehr Bücher ich gelesen habe, desto mehr wurde mir der Spruch von Sokrates bewusst:

Ich weiß, dass ich nichts weiß.

Ich habe lange gedacht, ich muss nur genug Bücher lesen, dann checke ich das Leben. So habe ich teilweise drei Bücher gleichzeitig gelesen und ein Hörbuch parallel gehört – und irgendwann wurde mir klar: Ich werde niemals alles wissen. Vor allem bringt jegliches Wissen nichts, wenn es nicht angewandt wird, dann ist es schlichtweg nutzloses Wissen. Bei allem, was wir umsetzen und integrieren wollen, ist eine Tatsache unumgänglich: Wir sollten es auch tun. So durfte ich schmerzhaft erfahren, dass mich das reine Verschlingen von Büchern nicht weiterbringt. Vor allem wenn hinterher jemand fragte, wovon das jeweilige Buch handelte, und ich nicht in der Lage war, den Inhalt adäquat zusammenzufassen – da wurde mir schlagartig bewusst: Ich darf etwas ändern, mich entspannen. Wenn Sie mit der Einstellung des »Nicht-wissen-Müssens« durch das Leben gehen, wird es sofort entspannter. Dieser übertriebene Ehrgeiz und der Schatten der Perfektion spiegelten im Prinzip meine Angst, nicht zu genügen.

Es ist von allerhöchster Bedeutung, dass Sie Ihre eigenen Schatten erkennen, diese annehmen und damit entspannen. Sie beschenken sich nicht nur selbst damit, sondern besitzen damit auch die Fähigkeit, in jeder Begegnung ein Geschenk zu sein. Sie werden ein Magnet für Gutes und Schönes, wundervolle Gespräche werden sich ergeben und Sie werden sich fragen, wo denn diese großartigen Menschen die ganze Zeit über waren. Sie waren immer da, nur Sie konnten sie durch Ihre Schatten hindurch nicht sehen.

Das Thema »Schattenarbeit« füllt ein eigenes Buch, hierzu möchte ich Ihnen den Videokurs »Schattenwerk« und/oder das gleichnamige Buch von Veit Lindau empfehlen. Sofern Sie den Mut aufbringen, sich Ihren eigenen Schatten zu stellen, ist das Thema meiner Meinung nach nirgendwo besser erklärt. Der nächste Schritt sind Ihre eigenen Werte. Um selbstbestimmt zu leben, benötigen Sie eine klare Liste Ihrer eigenen Werte, nach denen Sie leben und handeln. Sie sehen: Alles baut aufeinander auf und auch dieser Schritt ist unabdingbar.

Warum? Weil Sie ohne Werte wie eine Fahne im Wind leben.

Sie tun Dinge, die Sie eigentlich gar nicht tun wollen, und gehen faule Kompromisse ein. Das führt direkt zum Gegenteil von dem, was wir wollen, nämlich ins Unglück.

Werte sind wie der Nordstern am Himmel: Sie können sich in jeder Lebenslage nach ihnen ausrichten. Sind Ihre Werte einmal klar definiert, verhindert dies, sich selbst und andere zu belügen. Es sorgt für Ordnung in Ihrem System und für Kohärenz. Wenn Sie nach Ihren Werten leben, können Sie immer guten Gewissens in den Spiegel gucken und, wenn die Zeit gekommen ist, friedlich einschlafen. Es wird Ihnen Seelenfrieden schenken. Ich möchte das hier so ausdrücklich sagen, weil auch ich in dem Bereich Experte des Gegenteils war und weiß, wie sich die niedrigen Energien der Schuld und Scham anfühlen.

So möchte ich zunächst meine Werte mit Ihnen teilen und Sie anschließend ebenfalls dazu einladen, sich eine Werteliste anzufertigen. Um diese dann tatsächlich auch zu leben, empfehle ich Ihnen, es möglichst einfach zu halten. Meine Lieblingszahl ist die Acht der Unendlichkeit, somit sind es bei mir acht Werte:

1. Dankbarkeit
2. Bewusstheit
3. Ehrlichkeit
4. Freundlichkeit
5. Achtsamkeit
6. Großzügigkeit
7. Freiheit
8. Liebe

Was bedeutet das konkret?

Sofern Sie Ihre eigenen Werte ermittelt, diese aufgeschrieben und gut sichtbar für die tägliche visuelle Erfassung ausgelegt haben, darf ich Ihnen gratulieren: Nun sind Sie weiter als 95 Prozent der anderen Menschen. Um wirklich die Tiefe der eigenen Werte leben zu können, gehen wir nun den nächsten Schritt. Wir fragen uns zu jedem einzelnen Wert: Was bedeutet das für mich konkret? Weil wir vermeiden wollen, dass da großartige Werte stehen und diese dann etwas schwammig interpretiert werden im Alltag. Wir haben gelernt, dass wir uns gern selbst sabotieren, deswegen ist es wichtig, konkret zu werden. Diesen Tipp möchte ich Ihnen grundsätzlich ans Herz legen: Schreiben Sie alles auf, was in Ihrem Kopf vorgeht. Sie werden überrascht sein, was für wundervolle Ideen und Hinweise dabei sind, und gleichzeitig entspannen Sie Ihr System, da die Gedanken aufgeschrieben sind und nicht weiter rastlos in Ihrem Kopf kreisen. Ich hole mir dazu schöne A-5-Notizbücher und verteile diese überall, im Auto, auf dem Nachttisch, in der Küche, in der Arbeitstasche usw. Seitdem habe ich gelernt, dass ich mich vollkommen entspannen kann, wenn mich meine Gedanken mal wieder übermannen.

Da ich Ihre Werte noch nicht kenne, nehmen wir der Einfachheit halber meine. Ich beschreibe hierbei meine Interpretation der Werte, also was Sie für mich bedeuten.

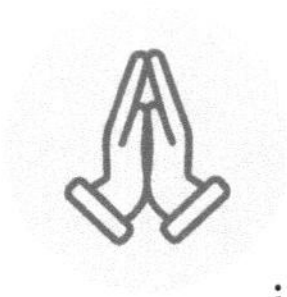

Dankbarkeit:

Dankbarkeit ist für mich nicht nur ein Wert, sondern eine Lebensphilosophie. Danach richte ich mein gesamtes Leben aus. So beginne ich jeden Morgen schon beim Aufwachen, mich in Dankbarkeit auf den neuen Tag und die grenzenlosen Möglichkeiten einzustimmen.

Dankbarkeit ist die höchste schöpferische Anerkennung an das Leben. Ich habe vor vielen Jahren damit angefangen, ein Dankbarkeitstagebuch zu führen, und darf gestehen, dass es mir anfangs schwerfiel, drei Dinge aufzuschreiben. Mittlerweile ist das Führen eines Dankbarkeitstagebuches ein Teil meiner Morgen- und Abendroutine geworden. Mir täglich bewusst zu machen, dass nichts selbstverständlich ist und es unzählige Dinge gibt, für die wir dankbar sein dürfen, schult die Demut vor dem eigenen Leben. Fangen Sie an, täglich drei Dinge aufzuschreiben, für die Sie ganz persönlich dankbar sind. Ich bin dankbar für jeden neuen Atemzug. Ich bin dankbar, dass ich sehen und fühlen kann. Ich bin dankbar für den grünen Tee, den ich gerade genießen darf. Damit einhergehend kann ich Ihnen gar nicht intensiv genug mitteilen, wie wichtig Dankbarkeit ist und wie sehr dies Ihr Leben ins Positive verändern wird. Probieren Sie es jetzt aus, Sie können nicht gleichzeitig dankbar und schlecht gelaunt sein, das geht nicht. Dankbarkeit ist DER Schlüssel zum Glück. So: Wollen Sie etwas verändern, dann bestellen Sie sich jetzt ein Dankbarkeitstagebuch oder gestalten sich selbst eines und probieren es 30 Tage lang aus. Sie werden überrascht sein, welche Wunder geschehen. Seien Sie bewusst dankbar.

Bewusstheit:

Bewusstheit bedeutet für mich, mir meiner selbst und meiner Handlungen bewusst zu sein, die bewusste Verantwortung für alle meine Handlungen und Reaktionen zu übernehmen und dies auch wahrzunehmen. Dass ich meine Gedanken und Gefühle beobachten kann und mich nicht mit diesen vorschnell identifiziere. Dass ich achtsam mit mir und allen anderen Lebewesen umgehe.

Insbesondere ist dies zu erkennen, wenn ich in ein unbewusstes Muster und damit ein roboterhaftes emotionales Verhaltensmuster verfalle. Bewusstheit ist das Loslassen der Identifikation meines Ichs und das Erkennen meines wahren Selbst. Dass ich mit allen Sinnen im Hier und Jetzt bin und der Fokus vollgegenwärtig ist bei dem, was und wie ich es mache.

Ehrlichkeit:
Ehrlichkeit ist eine essenzielle Notwendigkeit für ein kohärentes Leben. Das bedeutet, ich kommuniziere mikroskopisch genau die Wahrheit. Ich halte nichts zurück, wenn ich gefragt werde, auch wenn mir bewusst ist, dass der andere negativ reagieren könnte. Ich verberge und verheimliche nichts, um mir einen Vorteil zu verschaffen. Ich spreche die Wahrheit in jeder Situation ehrlich aus und achte stets darauf, dass dies liebevoll und wertschätzend bei meinem Gegenüber ankommt. Das setzt auch die Bereitschaft voraus, auf etwas zu verzichten, sei es in zwischenmenschlichen Beziehungen oder einem großartigen Geschäft, denn ich weiß, dass Ehrlichkeit zu einem wahrhaftigen und authentischen Leben beiträgt und mir inneres Glück schenkt. Ehrlichkeit ist eine Voraussetzung für ein Leben in Liebe und Vertrauen.

Freundlichkeit:
Freundlichkeit hat mein Leben maßgeblich verändert und ist eine Voraussetzung für ein wundervolles Miteinander. Wir haben gelernt, dass wir zuerst in die Welt lächeln dürfen und so ist es auch mit der Freundlichkeit. Unabhängig von den Umständen bin ich zu jedem Wesen in jeder Situation freundlich. Selbst wenn mein Gegenüber das nicht ist, so weiß ich, dass das nichts mit mir

zu tun hat. Das heißt, ich kommuniziere und verhalte mich anerkennend, respektvoll und wohlwollend – mir selbst, den anderen und meiner Umgebung gegenüber. Bewusst freundlich zu sein, trägt unmittelbar zu einem erfüllten Leben bei und verzaubert unsere Mitmenschen. Ich verschenke meine Freundlichkeit tagtäglich mithilfe kleiner und großer Gesten, indem ich z. B. die Tür aufhalte, jemanden an der Kasse vorlasse oder den Müll aufhebe, an dem ich vorbeigehe. Ich helfe, wenn ich helfen kann, und verlasse einen Raum wohlwollender, als ich ihn betreten habe. Menschen behalten nicht Ihren Namen in Erinnerung, sondern wie Sie sich in Ihrer Gegenwart gefühlt haben. Freundlichkeit schenkt uns Glück und Zufriedenheit.

Achtsamkeit:
Achtsamkeit ist ein besonderer Wahrnehmungs- und Bewusstseinszustand. Ich bin mir dabei meiner Umwelt, meines Körpers und meines Gemüts bewusst. Ich handele im Einklang mit der Natur, dem Körper, dem Geist und der Seele. Achtsamkeit ist ein wertvoller Zustand bewusster Präsenz, bei dem alle meine Sinne wachsam sind und ich den gegenwärtigen Moment voll und ganz erlebe. Ich bin ganz bei mir selbst und meiner Umgebung, ohne mich an vergangene Gedanken zu klammern oder mich um zukünftige Sorgen zu kümmern. Stattdessen konzentriere ich mich darauf, was in diesem Moment ist – und nicht auf meine Gedanken. Das Ziel ist es, meinen Geist zu trainieren, um mehr Zufriedenheit, Glück und ein tieferes Selbstbewusstsein zu erreichen. Durch die Praxis der Achtsamkeit kann ich eine größere Verbundenheit mit meinem wahren Wesen erfahren und den gegenwärtigen Moment in all seiner Fülle und Schönheit schätzen.

Großzügigkeit:
Großzügigkeit bedeutet, mich anderen voll zu verschenken. Ich bin großzügig mit Komplimenten und Wortgeschenken, Gesten und Taten. Ich lasse anderen etwas zukommen, das über das normale Maß oder das üblich zu Erwartende hinausgeht. Großzügigkeit verzaubert und möchte keinerlei Gegenleistung. Ich gebe, teile und schenke aus vollem Herzen und bin mir bewusst: Geben ist besser als nehmen. Es ist eine Charakterstärke, die mit Selbstlosigkeit, Hilfsbereitschaft und Dankbarkeit einhergeht. Ich verzeihe und toleriere Verhaltensweisen ebenso großzügig, wie ich Bedürftigen Geld, Essen und Trinken spende. Ich höre anderen zu, schenke positive, lebensfördernde Ideen und meine Zeit.

Freiheit:
Freiheit ist unabdingbar für ein selbstbestimmtes und glückliches Leben. Freiheit beginnt damit, eigenständig denken, fühlen und handeln zu können. Es ist ein Zustand der inneren und äußeren Freiheit, in dem wir, unabhängig von Einflüssen und inneren Begrenzungen, die Möglichkeit haben, selbstbestimmt zwischen verschiedenen Optionen und Alternativen zu wählen. Was uns Menschen ausmacht, ist die Fähigkeit, uns selbst, unser Leben und unsere Umwelt zu gestalten und laufend zu entwickeln. Wir können maßgeblich unsere Realität, insbesondere über unsere Vorstellungskraft, kreieren. Wir können denken, was wir wollen, was wir können, was uns zuteilwird, was uns gerade durch den Kopf geht, was uns einfällt. Wir haben die Freiheit zu entscheiden, was wir machen, mit wem wir es machen, wo wir es machen und wie lange wir es machen wollen. Doch vor allem haben wir die Entscheidung, nicht zu tun, was wir nicht

tun möchten. Freisein erfordert Mut und Eigenverantwortung, damit wir uns frei entfalten und wahrhaftig selbstbestimmt leben können.

Liebe:

Liebe ist das höchste Gefühl im Universum. Unsere Essenz ist die Liebe. Es gibt kein höheres und schöneres Gefühl als die Liebe und gleichzeitig kein Wort, das so oft falsch interpretiert wird. Liebe ist ein Seins-Zustand, der gleichermaßen alles einschließt und nichts ausschließt. Liebe ist ein Gefühl der Verbundenheit. Die Liebe umfasst alle Facetten und Absichten der Wertschätzung, die von Konstruktivität, Wohlwollen, Zugewandtheit, Bedingungslosigkeit und unterstützender Natur geprägt sind. In einem Zustand der Demut und Hingabe findet die Liebe ihre vollkommene Entfaltung. Eine wahrhaft liebende Person stellt keine Bedingungen und folgt dem Grundsatz, dass das Geben von unschätzbarem Wert ist. Durch die Liebe entsteht die höchste Form der Wertschöpfung und Schönheit. Liebe geht einher mit großer Verbundenheit, Wertschätzung und Empathie. So ist Liebe die Fähigkeit, alles mit milden Augen zu sehen, und das tiefe Verständnis, dass alles miteinander verbunden ist.

Das Kapitel 2 findet mit der Definition meiner Werte nun sein Ende. Ich möchte bei dem, was ich schreibe, betonen, dass es meine Interpretationen sind und ich keinen Wert auf Richtigkeit oder Zustimmung lege. Wozu ich Sie dringend einladen möchte, ist, sich Ihrer eigenen Werte bewusst zu werden und diese direkt aufzuschreiben. Nehmen Sie sich ausreichend Zeit und schaffen Sie sich dabei eine angenehme Atmosphäre, vielleicht mit einer schönen Kerze. Ihre Werte sollten Ihnen heilig sein, denn Sie haben die Macht, wenn Sie wahrhaftig gelebt werden, Ihr ganzes Leben positiv zu verändern. Denken Sie dabei daran, ganz konkret zu definieren, was die einzelnen Werte für Sie bedeuten. Umso genauer Ihre Definition ist, umso einfacher fällt es Ihnen, sich im Alltag daran zu halten. Haben Sie Freude dabei und sehen Sie Ihre Werte-Liste als Ihr Manifest. Dieses Kapitel dürfen Sie gern mehrmals lesen, insbesondere die Fragen können in Ihrem Leben alles verändern. Sie haben genug Zeit, das Buch zu lesen, stressen Sie sich nicht. Ihr Mitmachen bei den Übungen und das Beantworten der Fragen bestimmen den Erfolg, der mit diesem Buch für Ihr Leben möglich ist. Ich wünsche Ihnen viel Spaß dabei und freue mich auf unser nächstes gemeinsames Kapitel.

Was sind Ihre wichtigsten Erkenntnisse aus diesem Kapitel?

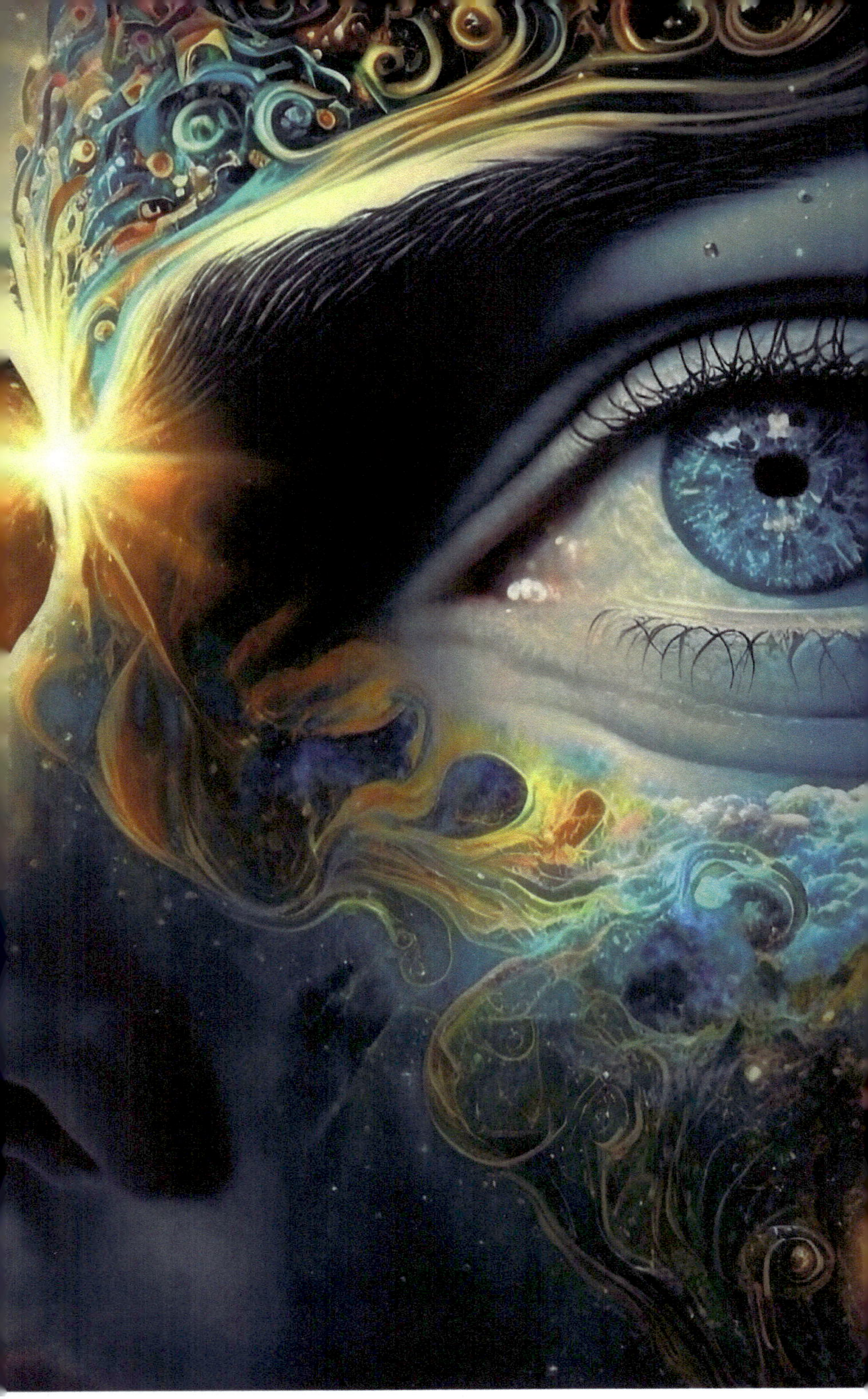

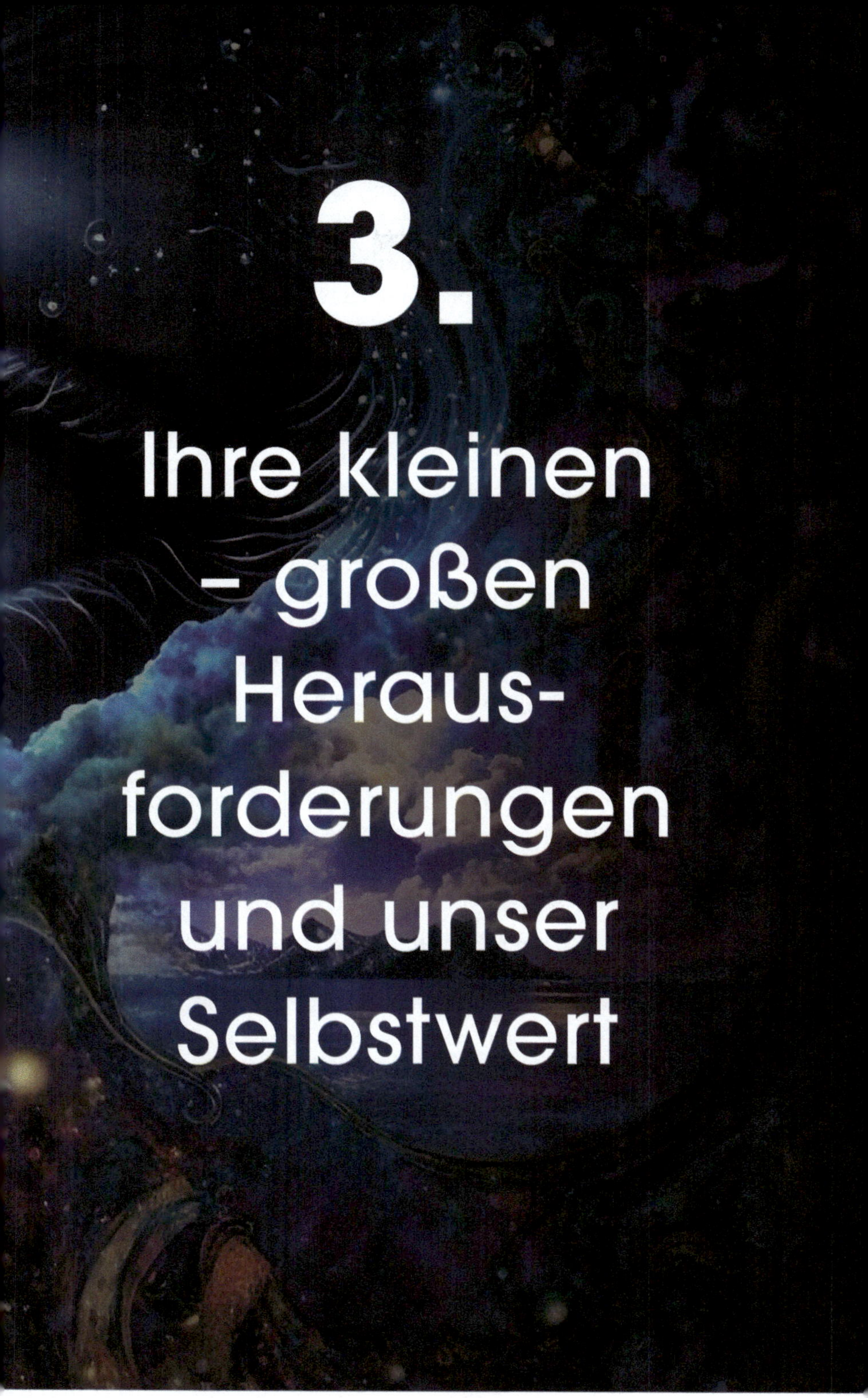

3.

Ihre kleinen – großen Heraus- forderungen und unser Selbstwert

Wir haben gelernt, dass wir unsere Realität erschaffen und dafür die Verantwortung übernehmen dürfen, um selbstbestimmt zu leben. Uns ist bewusst geworden, wie wichtig unser Umfeld und unsere Werte auf unserer Lebensreise sind. Somit sind wir jetzt bereit, uns den kleinen und großen Herausforderungen, den vermeintlichen »Problemen«, zu widmen.

Zunächst dürfen wir uns bewusst machen, dass unser gesamtes Leben eine Aneinanderreihung von Herausforderungen, Aufgaben und Erfahrungen ist. Es ist wichtig, diese Realität von Anfang an auf den Tisch zu legen. Die erfolgreichsten und glücklichsten Menschen sind die, welche die größten Probleme mit Freude lösen. An dieser Stelle möchte ich unser Mindset dazu einladen, Probleme als eine wunderbare Möglichkeit zu sehen, aus ihnen zu lernen und an ihnen zu wachsen. Wir alle haben Fähigkeiten in uns, um ein Problemlöser zu sein und zu sagen, dass wir Probleme lieben. Das hört sich merkwürdig an, wird uns aber Freiheit schenken und zeitgleich einen anderen Umgang mit Herausforderungen ermöglichen. Denn kommen werden sie in jedem Fall und unsere Einstellung gibt uns jetzt die Kraft, spielerisch mit Problemen umzugehen und eines nach dem anderen zu lösen. Das heißt: »Nicht das Problem ist das Problem, sondern dass wir das Problem Problem nennen, ist das Problem.«

Nun ist das Wort »Problem« oft negativ behaftet, daher sprechen wir von jetzt an von »Herausforderungen« und Sie wissen, was damit gemeint ist.

Herausforderungen sind in Wahrheit Schätze, die es zu heben gilt. Sie sorgen dafür, dass wir uns weiterentwickeln, also können sie nichts Negatives sein. Sobald wir das verstehen, brauchen wir uns nicht zu fürchten vor einer Herausforderung, sondern freuen uns darauf, die Möglichkeit erhalten zu haben, eine neue Lösung zu kreieren. Wir entspannen uns in der gegenwärtigen Situation, weil uns bewusst ist, dass anschließend eine neue Herausforderung wartet. Nun schreibt sich das so einfach, doch in der Realität sieht es oft anders aus, manchmal erscheint es sogar unlösbar. Sofern wir uns mit dem »Problem« identifizieren, haben wir keinen Abstand und können die Lösung dieser Aufgabe nicht sehen. Wir sind wie in einem Film gefangen und lassen uns regelrecht erdrücken. In diesem Moment kann Ihr Geist keine Lösung finden, weil Sie im Karussell der Angst gefangen sind. Machen Sie sich deshalb bewusst:

Angst ist eine Illusion.

Denn um Angst zu haben, müssen Sie die Gegenwart verlassen. Sie können nicht im Hier und Jetzt Angst haben, somit ist die unendliche Gegenwart Ihr Tor zur ewigen Freiheit und ein Leben ohne Angst.

(Ich schließe an dieser Stelle eine reale Angst/Bedrohung aus, wenn Ihnen z. B. jemand mit einem Messer begegnet.)

Probieren Sie es bitte aus. In welcher Zeitform sind Sie in Angst – in der Zukunft? Sie stellen sich mit Ihren Gedanken etwas in der Zukunft vor, was gar keine Realität ist, und malen sich aus, wie schlimm es später sein könnte. Doch die Zukunft existiert nicht, dessen dürfen Sie sich bewusst werden. So haben Sie gleichzeitig die erste Lösung: Sie trainieren Ihren Geist, sich zunehmend und Schritt für Schritt auf die Gegenwart zu fokussieren.

Wie geht das?

Indem Sie sich mehrmals täglich fragen: Wo bin ich in diesem Moment? Antwort … Was mache ich gerade? Antwort … Was sehe ich gerade? Antwort …

Damit holen Sie sich selbst ganz einfach in den Augenblick zurück. Am Anfang könnte es hilfreich sein, mehrere

Kalendereinträge im Handy über den Tag zu verteilen mit den eben genannten Fragen. Lassen Sie das so lange laufen, bis Sie automatisch erkennen, dass Sie abschweifen und auch ohne Erinnerung sofort in das Hier und Jetzt switchen können. Diese Übung ist so einfach und machtvoll und sollte wie ein Muskel durch ständige Wiederholung trainiert werden. Wenn Sie ein Leben ohne Angst und Probleme wollen geht das nur im Hier und Jetzt, Sie »müssen« es nur TUN.

Im nächsten Schritt dürfen wir uns bewusst machen, dass wir für alles eine Lösung haben.

Wie geht das?

Indem wir uns daran erinnern, was wir im Leben schon alles erreicht haben.

Vielleicht denken Sie gerade: »Was soll ich schon großartig geschafft haben?«, oder: »Das bringt doch nichts!«. Dennoch möchte ich Sie dazu ermutigen, dieser Übung zumindest eine Chance zu geben. Was haben Sie zu verlieren, im Prinzip können Sie ja nur gewinnen. Los geht's. Dazu dürfen wir uns jetzt Zeit nehmen und eine Liste anfertigen, die da heißen könnte:

Die Erfolge meines Lebens.

Anschließend denken Sie sich so weit zurück, wie es geht, und fangen an aufzuschreiben, was Ihnen alles einfällt, einfach drauflosschreiben. Und verstehen Sie mich bitte nicht falsch: Das dürfen ganz banale Dinge sein, wie »Ich bin trotz großer Traurigkeit aufgestanden«, »Ich habe als Kind laufen gelernt«, »Ich kann Fahrrad fahren«, »Ich bin zur Schule gegangen«, »Ich habe das erste Mal eine Bewerbung geschrieben, eine Fremdsprache gelernt«, »Ich habe ein Buch gelesen / meinen Führerschein gemacht / meiner Oma geholfen / das erste Mal etwas gekocht« usw. Ihnen werden da sicher großartige Momente einfallen. Nehmen Sie sich ausreichend Zeit. Wenn Sie fertig sind:

Feiern Sie sich einmal selbst.

Ich meine das ernst, lesen Sie sich alles in Ruhe durch und schenken Sie sich einen Moment des Stolzes und der Anerkennung für Ihre ganzen Erfolge. Gehen Sie schön essen und gönnen sich etwas. Sie sind ein Wunder und das dürfen Sie fühlen. Vielleicht möchten Sie sich die Liste sichtbar hinlegen, auf den Nachttisch z. B., und die Gelegenheit nutzen, sich morgens und abends daran zu erinnern. Ich möchte Sie weiterhin dazu ermutigen, Ihre »Erfolge meines Lebens»-Liste unendlich fortzuführen. Wenn Ihnen was gut gelungen ist, so schreiben Sie dies hinzu. Damit kreieren Sie ein Manifest des Glaubens an sich und Sie werden Ihr Selbstbewusstsein massiv stärken. Indem Sie sich bewusst machen, was Sie schon alles geschafft haben, wächst Ihr Vertrauen grenzenlos. Von nun an lieben Sie Herausforderungen und wissen intuitiv:

Ich kann das.

Weil das Leben uns manchmal größere Aufgaben schenkt, bei denen wir uns trotz dieser Liste erdrückt fühlen und zunächst keine Machbarkeit sehen, möchte ich Sie an die Übung aus Kapitel 1 erinnern. Der allererste Schritt ist immer, Abstand zur Herausforderung zu gewinnen. Sie dürfen sich nicht damit identifizieren und in einen Sog ziehen lassen. Glauben Sie mir, ich kenne das nur allzu gut. Egal, wie groß die gegenwärtige Situation zu sein scheint, wir setzen uns hin und beobachten unseren Atem. Diese 10 bis 15 Minuten sind Ihre Geheimwaffe. Sofern Sie das wirklich wollen, ist die Herausforderung auch in 15 Minuten noch da. Indem wir durch unsere Übung Abstand gewinnen, beruhigt sich unser System auf magische Weise. Wir vertrauen darauf, Antworten zu finden, und es ist sehr wahrscheinlich, dass Sie in dieser Zeit der Stille eine Lösung erhalten.

Bei einer scheinbar unlösbaren Herausforderung können wir uns im Anschluss der Übung mit beruhigtem Geist folgende Frage stellen:

»Was ist das Schlimmste, das passieren kann?«

Schreiben Sie sich bitte die Frage auf und antworten Sie ganz ehrlich in einer solchen Situation. Sie werden feststellen, das Schlimmste, das passieren könnte, ist oftmals gar nicht so schlimm. Das sorgt sofort dafür, dass sich Ihr System und Ihr Geist entspannen können. Der Druck ist raus, das Tor der Möglichkeiten ist wieder geöffnet. Nun klingt das alles einfach, das ist es auch. Doch wie alles im Leben, *müssen* Sie es auch tun. Sehr hilfreich für den Umgang mit Herausforderungen ist das Wissen über das Prinzip der Salutogenese. Das bedeutet, dass unser System grundsätzlich drei essenzielle Voraussetzungen für den Umgang mit jeglicher Art von Herausforderungen benötigt:

Sinn, Verständnis und Machbarkeit.

Das heißt konkret: Ich muss den Sinn hinter der Herausforderung sehen, zum Beispiel könnte die Möglichkeit bestehen, sich durch das Problem weiterzuentwickeln. Dazu kommt das Verständnis der Notwendigkeit von Herausforderungen, Problemen und Krisen. Wir sind alle hier, um zu lernen und zu wachsen und uns an unsere wahre Größe zu erinnern. Das gelingt bisweilen bei 99 Prozent der Menschen (mich eingeschlossen) nicht innerhalb der Komfortzone, sondern in der Regel durch eine schmerzhafte Erfahrung, die dann rückblickend gesehen den nächsten Entwicklungsschritt eingeleitet hat. Wir müssen die Machbarkeit sehen, mit dieser Herausforderung umgehen zu können. Dazu ist es ein wesentlicher Schritt, je nach Reife des Bewusstseins und Größe der Herausforderung diese in kleine, machbare Schritte herunterzubrechen. Sie müssen die Aufgabe nicht sofort, geschweige denn mit einem Mal im Ganzen lösen. Sie können sich hinsetzen und sich fragen: Was wäre der erste Schritt, um diese Aufgabe zu lösen? Dann erledigen Sie diesen Schritt und fragen sich: Was wäre der nächste Schritt, um die Aufgabe weiter zu lösen? So kommen Sie automatisch und Stück für Stück in die Phase der Machbarkeit.

Wir machen uns noch einmal bewusst:

»Ich habe für jede Aufgabe die Lösung bereits in mir. Ganz gleich, wie groß die Herausforderung auch sein mag, ich löse sie Schritt für Schritt für Schritt. Entscheidend ist nur, dass ich losgehe.«

Jeder Bewusstseinsstrom steht immer genau an der richtigen Stelle und handelt aus seinem gegenwärtigen Sein heraus, da gibt es kein Richtig und kein Falsch, sondern nur die Akzeptanz dessen, was ist. Jegliche Form der Bewertung kommt aus dem Verstand, aus dem Ego. Das bedeutet, dass jeder Mensch auf seiner Lebensreise unterschiedliche Erfahrungen macht und unterschiedlich damit umgeht. Um das eigene Leben tatsächlich selbstbestimmt leben zu dürfen, sind nachfolgende Definitionen über das, was hinter dem Wort »Selbst« angehängt wird, hilfreich. So machen wir uns bewusst, was dies konkret bedeutet und wieso das Selbst so wichtig ist.

Selbstbewusstsein, ich bin mir meiner selbst bewusst.

Selbstbewusstsein ist die Fähigkeit, uns selbst wahrzunehmen. Dazu gehört es, unsere eigenen Handlungen reflektieren und hinterfragen zu können. Die Fähigkeit zur Selbsterkenntnis ist essenziell, um das eigene Verhalten verändern zu können.

Selbstwertgefühl, ich fühle mein Selbst als wertvoll.
Das Gefühl unseres eigenen Wertes ist etwas, was wir in unserer Lebensgeschichte erwerben, aber auch etwas, was wir durch unser eigenes Verhalten gezielt beeinflussen können.

Selbstvertrauen, ich vertraue mir selbst.

Selbstvertrauen ist ein wesentlicher Bestandteil des Selbstwertgefühls und basiert auf der Überzeugung von eigener Kompetenz. Es spiegelt die Zuversicht und das Vertrauen wider, das wir in unsere eigenen Fähigkeiten und Handlungen haben.

Selbstachtung, ich achte mein Selbst.

Selbstachtung ist die Fähigkeit, uns selbst anzunehmen und zu lieben, mit all unseren Stärken und vermeintlichen Schwächen, mit unseren Ecken und Kanten. Sie erlaubt es, uns und anderen bedingungslose Liebe zu schenken.

Was bedeutet »das Selbst« konkret?

Der Begriff »Selbst« wird in unterschiedlichen Kontexten und Fachbereichen wie Psychologie, Pädagogik, Soziologie, Philosophie und Theologie verwendet und hat verschiedene Bedeutungsvarianten. Im Hinblick auf die Selbstbeobachtung bezieht er sich auf das Gefühl, ein kohärentes, konsistentes Wesen zu sein, das denkt, fühlt und handelt. Das »Selbst« dient als Zentrum der Persönlichkeit und wird verwendet, um den Begriff »Ich« zu reflektieren, zu verstärken und zu betonen. Eine andere Möglichkeit der Formulierung: Das »Selbst« ist ein Konzeptsystem aus den Gedanken und Einstellungen über uns als Personen mit allen bereits erlebten Erfahrungen.

Sicheres Selbstbewusstsein, ein starkes Selbstwertgefühl, tiefes Selbstvertrauen und Selbstachtung sind die Eckpfeiler für ein erfülltes Leben. Mit einem gesunden Selbstbewusstsein sind wir in der Lage, unsere eigenen Bedürfnisse und Wünsche zu erkennen und zu vertreten, ohne Angst vor Kritik oder Ablehnung zu haben. Wir haben die Fähigkeiten, unsere Stärken und Schwächen anzuerkennen und uns selbst als einzigartige und wertvolle Individuen zu betrachten. Ein starkes Selbstwertgefühl gibt uns die Fähigkeit, uns selbst zu lieben und zu respektieren, unabhängig von den Meinungen anderer. Wir sind in der Lage, unsere Erfolge und Leistungen anzuerkennen und stolz auf sie zu sein, während wir auch unsere Fehler und Schwächen akzeptieren, ohne uns selbst zu verurteilen oder zu demoralisieren. Tiefes Selbstvertrauen ermöglicht es uns, mutig und selbstsicher durchs Leben zu gehen. Wir haben das Vertrauen, dass wir Herausforderungen und Schwierigkeiten bewältigen und unser volles Potenzial ausschöpfen können. Wir sind in der Lage, Entscheidungen zu treffen und Risiken einzugehen, ohne von Ängsten und Unsicherheiten gebremst zu werden. Selbstachtung ist die Wertschätzung, die wir uns selbst entgegenbringen. Wir erkennen und respektieren unsere Bedürfnisse und Grenzen und achten darauf, dass diese von anderen respektiert werden. Dadurch erlangen wir eine gesunde Work-Life-Balance und erhalten ein hohes Maß an innerer Ruhe und Gelassenheit. Insgesamt sind Selbstbewusstsein, Selbstwertgefühl, Selbstvertrauen und Selbstachtung wesentliche Komponenten, um ein erfülltes und erfolgreiches Leben zu führen. Wenn wir an diesen Aspekten arbeiten und sie in unser Leben integrieren, werden wir in der Lage sein, uns selbst zu akzeptieren, zu lieben und unsere Ziele und Träume zu verfolgen, ohne von negativen Gedanken und Ängsten ausgebremst zu werden.

Ich hoffe, Sie erkennen die Wichtigkeit dieser Eigenschaften. All diese Dinge, insbesondere unser Selbstvertrauen, entscheiden maßgeblich über die Qualität unseres Lebens. Wenn Sie sich selbst nicht vertrauen, können Sie langfristig nicht glücklich sein.

Wie machen wir das?

Das Aneignen von Selbstbewusstsein, Selbstwertgefühl, Selbstvertrauen und Selbstachtung ist ein fortlaufender Prozess, der Zeit, Geduld und vor allem Disziplin erfordert. Es ist zudem ein sehr lohnender Prozess, der dazu führt, dass wir uns in unserem Leben viel glücklicher und erfüllter fühlen. Also genau das, was wir gemeinsam erreichen wollen. Ein erster Schritt, um diese Eigenschaften zu entwickeln, ist, uns bewusst zu werden, wer wir wirklich sind und was uns ausmacht. Überlegen Sie sich, was Sie Ihre Stärken, Werte und Ziele nennen würden. Nehmen Sie sich Zeit, um sich selbst zu reflektieren, und schreiben Sie Ihre Gedanken auf. Auf diese Weise können Sie Ihr Selbstbewusstsein stärken, indem Sie sich besser kennen und akzeptieren lernen. Ein weiterer wichtiger Aspekt ist das Umfeld, in dem Sie sich befinden. Umgeben Sie sich mit positiven Menschen, die Sie unterstützen und ermutigen. Meiden Sie Menschen, die Sie kritisieren oder herunterziehen. Schaffen Sie ein Umfeld, das Sie inspiriert und motiviert, Ihr Bestes zu geben. Der nächste Schritt, um Ihr Selbstbewusstsein, Selbstwertgefühl, Selbstvertrauen und Ihre Selbstachtung zu stärken, ist die Übernahme von Verantwortung. Überlegen Sie konkret, was Sie in Ihrem Leben verändern möchten, und setzen Sie sich zunächst realistische Ziele, um diese Veränderungen Schritt für Schritt zu erreichen. Wenn Sie Verantwortung für Ihr Leben übernehmen, werden

Sie sich selbstbewusster fühlen und in der Lage sein, positive Veränderungen herbeizuführen. Nicht zuletzt ist es wichtig, dass Sie sich Zeit für sich selbst nehmen. Entwickeln Sie eine Praxis der Selbstfürsorge, die Ihnen dabei hilft, Ihre Bedürfnisse zu erfüllen und Ihre Energie aufzuladen. Das kann alles sein: von regelmäßiger Bewegung und gesunder Ernährung bis hin zur Meditation, zu ausreichendem Schlaf oder dem Lesen eines interessanten Buches. Wenn Sie gut auf sich selbst achten, werden Sie sich wohler fühlen und in der Lage sein, Ihr Bestes zu geben und das Leben zu genießen. Nehmen Sie sich Zeit, um an sich selbst zu arbeiten, und seien Sie geduldig. Es geht schließlich um das Wertvollste: um Ihr Leben. Kreieren Sie die beste Version Ihrer selbst.

Genau dabei möchte Sie dieses Buch in vollem Umfang unterstützen – und das wird es auch, wenn Sie Kapitel für Kapitel immer wieder studieren, die Worte hinter den Worten verstehen und insbesondere die Ideen und Übungen umsetzen. Lesen Sie maximal ein Kapitel und legen Sie das Buch beiseite, markieren Sie Ihre wichtigsten Erkenntnisse und schreiben Sie sie in Ihren Worten noch einmal auf. Wenn Sie jemand anderem den Inhalt des Kapitels erklären können, haben Sie es wirklich verstanden und können es verinnerlichen. Aus diesem Grund haben wir in Kapitel 2 über Werte gesprochen, diese festgelegt und konkret anhand ihrer Bedeutung definiert. Sie können sich nur selbst vertrauen und ein selbstbewusstes Leben führen, wenn Sie Ihre Werte kennen und danach leben. Es gibt kein mächtigeres Werkzeug im Leben, um in Kohärenz und Stimmigkeit des eigenen Seins zu leben, als sich nach seinen Werten auszurichten. So wünsche ich Ihnen zum Ende unseres dritten Kapitels, dass Sie sich selbst ebenfalls ernst nehmen und in die Umsetzung kommen. Übernehmen Sie Verantwortung, denn es wird niemand kommen, der das für Sie tun wird. Das ist ein wunderbarer Aspekt. Indem wir uns unserer eigenen Stärke und Unabhängigkeit bewusst werden, erkennen wir, dass wir die Schöpfer unserer persönlichen Realität sind. Wir haben die Fähigkeit und die Macht, Lösungen zu finden und unser Leben aktiv zu gestalten. Das bedeutet, dass wir nicht von anderen abhängig sind, sondern dazu in der Lage, unsere eigene Realität zu erschaffen und positive Veränderungen herbeizuführen. Ich bin gespannt, wie sich Ihr Leben verändert und das Ihrer Liebsten, allein durch Ihre Veränderung bzw. Ihre veränderte Sicht auf gegebene Umstände und Situationen, die in Ihrer Hand liegen. So lade ich Sie jetzt dazu ein, Ihre Erkenntnisse bis hierhin aufzuschreiben, und freue mich auf unser nächstes Kapitel.

Was sind Ihre wichtigsten Erkenntnisse aus diesem Kapitel?

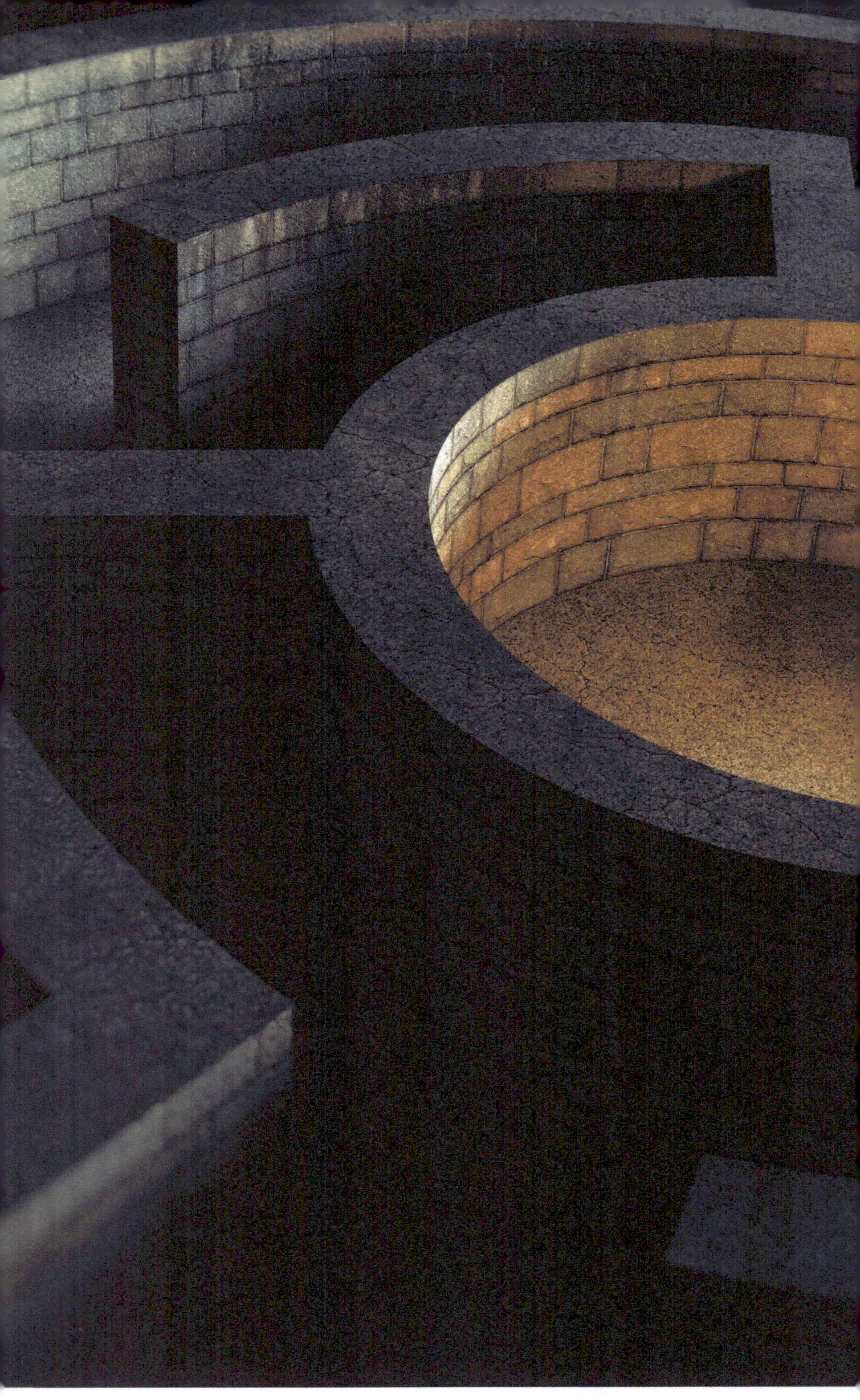

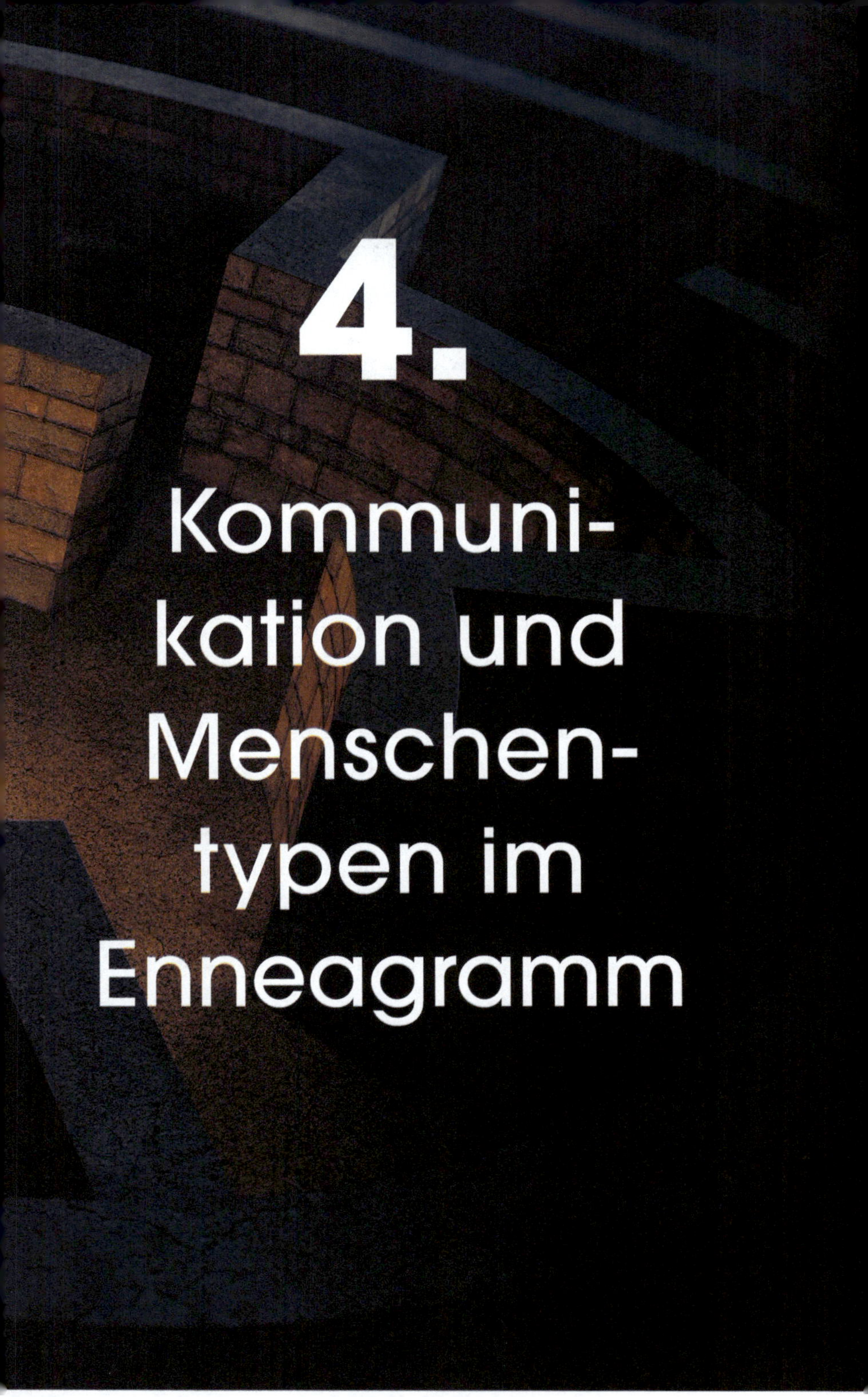

4. Kommunikation und Menschentypen im Enneagramm

Wir haben gelernt, wie wichtig Selbstbewusstsein für nahezu alle Bereiche unseres Lebens ist und wie wir durch eine anwachsende Liste unserer Erfolge täglich auf unser Selbstvertrauenskonto einzahlen können. Uns ist bewusst geworden, dass jede Herausforderung mit Abstand betrachtet Schritt für Schritt gelöst werden kann. Nun wollen wir uns den verschiedenen Menschentypen und der richtigen Kommunikation widmen. Vorab machen wir uns noch einmal bewusst, welche Absicht dieses Buch verfolgt:

»Dieses Buch möchte Sie dabei unterstützen, sich selbst und andere besser zu verstehen, und Ihnen einfach umsetzbare Ideen und Inspirationen schenken für ein glückliches und selbstbestimmtes Leben.«

Damit einhergehend könnte ich zu jedem Kapitel ein extra Buch schreiben, das ist jedoch nicht meine Absicht, weil es bereits zu jedem Thema viele gute Bücher gibt. Ich werde dazu meine persönlichen Empfehlungen im Abspann auflisten. Das, was ich Ihnen hier schreibe, darf Ihnen sofort hier und jetzt helfen. Um die Meisterschaft in den einzelnen Themen zu erlangen, dürfen Sie sich Zeit nehmen, Schritt für Schritt weitergehen und sich auf die Reise des lebenslangen Lernens und Wachsens begeben. Wir sind alle Schüler des Lebens und so sollten Sie dieses Buch als eine Art Betriebsanleitung für Ihr System sehen, das Kleingedruckte folgt durch tieferes Eintauchen in weitere bzw. ergänzende Lektüre.

»Es geht jetzt darum zu verstehen, dass es nicht nur eine Sicht auf die Welt gibt.«

Wir nehmen immer nur unsere Realität wahr und diese Sichtweise ist nur ein kleiner, verzerrter Bruchteil der Wirklichkeit. So als würden Sie versuchen, die Schönheit und Vielfalt der gesamten Welt durch ein Schlüsselloch zu sehen. Indem wir uns für andere Sichtweisen und Menschentypen öffnen, erkennen wir uns und unser Gegenüber.

Um gleich zu Beginn des vierten Kapitels mit einer transformierenden Realität der Kommunikation zu beginnen:

»Sie können nicht nicht kommunizieren.«

Das bedeutet, wir kommunizieren immer, auch wenn wir nichts sagen. Machen wir uns bewusst: Wenn uns jemand nicht versteht, haben wir nicht richtig kommuniziert und es liegt an uns. Es gibt einen Sender und einen Empfänger und es ist unsere Aufgabe als Sender, unser Anliegen so kristallklar wie möglich auf der richtigen Frequenz zu senden. Denn wir senden und empfangen permanent. So dürfen wir für ein glückliches und selbstbestimmtes Leben lernen, richtig zu senden und zu empfangen. Das ist die Kunst der Kommunikation.

Ein wertvolles Geheimnis des Erfolges besteht darin, den Standpunkt anderer Menschen zu verstehen und die Dinge aus ihrer Perspektive zu betrachten. Indem wir uns in ihre Lage versetzen und ihre Sichtweise annehmen, erlangen wir wertvolle Einsichten und können effektiver kommunizieren und handeln.

Wie geht das?

Indem wir uns zuallererst bewusst machen: »Was wollen wir kommunizieren? Was ist unsere Absicht?« Es ist von größter Bedeutung, in allem, was wir tun und sagen, uns unserer Absicht bewusst zu sein. Indem wir uns unserer Motive und Ziele bewusst sind, können wir gezielt handeln und klare Botschaften vermitteln. Dies trägt dazu bei, dass unsere Handlungen und Aussagen im Einklang mit unseren Werten und Zielen stehen und positive Auswirkungen haben.

Was wollen wir wirklich, und ist das wirklich das, was wir wollen?

Wir haben gelernt, uns zu beobachten, und wissen um den ständigen Drang der Selbstsabotage. Es ist wichtig, uns selbst zu hinterfragen, bevor wir andere fragen.

Ist das, was ich sage, dienlich für meine wahre Absicht?

Bin ich mir meiner wahren Absicht wirklich bewusst?

Erst wenn wir diese Dinge für uns in der Kommunikation nach innen geklärt haben, sollten wir nach außen kommunizieren. So können Sie vor wichtigen Gesprächen ganz einfach in einem Notizbuch, das Sie ab jetzt immer dabeihaben, notieren:

»Meine Absicht für dieses Gespräch ist …«

Automatisch werden Sie gemäß Ihrer Absicht klar kommunizieren und die Wahrscheinlichkeit steigt exponentiell, dass Sie wirklich verstanden werden.

Wenn wir uns unserer Absicht bewusst sind, können wir auf der richtigen Frequenz senden.

Wie geht das?

Um auf der richtigen Frequenz zu senden, »müssen« wir in die Realitätsinsel des Gegenübers eintauchen. Viel zu oft kommunizieren wir von unserem Standpunkt aus, was wir wollen, reden einfach drauflos und wundern uns anschließend frustriert, wieso der andere uns nicht versteht. Weil wir uns nicht die Mühe gemacht haben, die Realitätsinsel des jeweils anderen zu erforschen. Dafür sind mehrere Grundvoraussetzungen notwendig:

Es gibt drei Hauptmenschentypen und vier Wahrnehmungstypen. Beginnen wir mit den drei Hauptmenschentypen Herz-,

Kopf- und Bauchmensch aus der Sichtweise des Enneagramms. Herzmenschen handeln intuitiv, Sie fühlen und handeln.

Kopfmenschen handeln rational, denken und handeln aus dem Verstand heraus.

Bauchmenschen handeln instinktiv, also instinktives Handeln aus dem Bauch heraus.

Das Wort »Enneagramm« stammt aus dem Griechischen, bedeutet übersetzt »Neuner-Bild« und könnte als Persönlichkeitsmodell beschrieben werden.

An dieser Stelle möchte ich Ihnen das wundervolle Buch »Enneagramm« von Gabriele Labudde empfehlen, das großartig geschrieben ist und sehr in die Tiefe geht.

Besonders geprägt wurden die Modelle des Enneagramms durch George I. Gurdjieff (1866–1949), Oscar Ichazo (*1931), Claudio Naranjo (*1945) und Uwe Böschemeyer (*1939).

Für uns sind an dieser Stelle die Kernpunkte zur sofortigen Verbesserung unserer Kommunikation wichtig. Das Enneagramm wird uns helfen, unseren Typ herauszufinden, mithilfe dessen wir in ein Erleben von Fülle und Vielfalt statt von Mangel und Ausgleich kommen. Jeder Mensch besitzt eines der neun Grundmuster, das in uns angelegt ist. Wir werden mit diesem Muster geboren und tragen es ein Leben lang in uns. Es prägt unsere Persönlichkeit und beeinflusst unsere Kunst zu denken, zu fühlen und zu handeln. Indem wir uns dieser Grundmuster bewusst werden, können wir ein tieferes Verständnis für uns selbst und andere entwickeln und unsere Beziehungen und Interaktionen optimieren.

Ich darf an dieser Stelle noch mal betonen, dass wir nur einen Bruchteil des Enneagramms anschauen und ich nicht näher auf die destruktiven Anteile des einzelnen Persönlichkeitsmusters eingehen, denn diese gehen einher mit der schon beschriebenen eigenen Schattenarbeit, die ich Ihnen sehr ans Herz legen darf. Wir fokussieren uns auf das Erkennen des Typs, um sofort die Kommunikation verbessern zu können.

Bauchtypen

Bauchenergie ist eng mit unserem Handeln verbunden. Menschen, die zur Bauchgruppe gehören, streben nach Autonomie und setzen gern klare Grenzen. Aufgrund der Ambivalenz des Lebens werden sie manchmal auch als Zorn-Typen bezeichnet. Ihre unterschwellig aggressive Natur wird oft mit der Farbe Rot assoziiert.

Herztypen

Herzenergie ist eng mit unseren Gefühlen verbunden. Menschen, die zur Herzgruppe gehören, streben nach Anerkennung und zwischenmenschlichen Beziehungen. Aufgrund ihres Fokus auf ihr Image werden sie manchmal auch als Image-Typen bezeichnet. Ihre gefühlsbetonte Natur wird oft mit der Farbe Grün in Verbindung gebracht.

Kopftypen

Kopfenergie ist eng mit unserem Denken verbunden. Menschen, die zur Kopfgruppe gehören, streben nach Sicherheit und Orientierung. Aufgrund ihres Empfindens von Schwäche gegenüber den ambivalenten Kräften des Lebens werden sie manchmal auch als »Angsttypen« bezeichnet. Ihre kühl-rationalen Denkweisen werden meist mit der Farbe Blau assoziiert.

Beim Lesen der Grundtypen sollten Sie nicht in Widerstand geraten, sondern sich darauf einlassen und in sich hineinfühlen, was am meisten auf Sie zutrifft. Unsere Absicht besteht darin, dass wir uns selbst und andere besser verstehen lernen. Indem wir uns mit den Grundtypen auseinandersetzen, können wir ein tieferes Verständnis für uns selbst und unsere Mitmenschen entwickeln und so unsere Beziehungen und Interaktionen bereichern.

So gibt es zu den bereits definierten drei Hauptmenschentypen neun sogenannte Grundtypen im Enneagramm.

1. **Reformer** (Perfektionisten)
2. **Helfer** (Geber)
3. **Erfolgsmenschen** (Macher oder Statusmenschen)
4. **Romantiker** (Künstler oder Individualisten)
5. **Beobachter** (Denker oder Philosophen)
6. **Loyale** (Mitstreiter)
7. **Glückssucher** (Vielseitige oder Optimisten)
8. **Starke** (Führer, Kämpfer oder Bosse)
9. **Friedliebende** (Ursprüngliche, Vermittler oder Bewahrer)

Jeder Typ hat einen Leitsatz, dem er sein Leben unterordnet, solange er in seiner Persönlichkeit noch wenig entwickelt ist. Diese Leitsätze können als erste Anhaltspunkte dienen, um den eigenen Typ zu erkennen. Wenn Sie sich fragen, welcher Leitsatz Ihr Leben zentral geprägt hat, können Sie Hinweise auf Ihren persönlichen Grundtyp finden.

Bauchtypen:
Typ 8 – Der Starke: »Ich muss stark sein.«
Typ 9 – Der Friedliebende: »Ich muss in Harmonie leben.«
Typ 1 – Der Reformer: »Ich muss das Richtige tun.«

Herztypen:
Typ 2 – Der Helfer: »Ich muss helfen.«
Typ 3 – Der Erfolgsmensch: »Ich muss erfolgreich sein.«
Typ 4 – Der Romantiker: »Ich muss besonders sein.«

Kopftypen:
Typ 5 – Der Beobachter: »Ich muss (emotionalen) Abstand halten.«
Typ 6 – Der Loyale: »Ich muss meine Pflicht tun.«
Typ 7 – Der Glückssucher: »Ich muss glücklich sein.«

Diese Leitsätze können Ihnen dabei helfen, erste Einsichten in Ihren persönlichen Grundtyp zu gewinnen und Ihre eigenen Denk- und Verhaltensmuster besser zu verstehen. Wenn Sie durch dieses Wissen wahrnehmen können, wo Sie sich hauptsächlich einordnen und aus dem Enneagramm heraus beobachten, wo sich Ihr Gegenüber befindet, so öffnen sich damit ganze neue Dimensionen in der Kommunikation. Was spricht dagegen, jemandem, der Harmonie braucht, auch Harmonie zu schenken in unserem Austausch? Was spricht dagegen, dem Erfolgsmensch Anerkennung zu schenken? Das Einzige, was dagegensprechen würde, wäre, dieses Wissen manipulativ einzusetzen. Davor möchte ich Sie allerdings hiermit ausdrücklich warnen. Sie würden damit eine karmische Situation schaffen, die Sie nicht wollen. Nein, wir wollen uns verschenken und die anderen Menschen in der Tiefe verstehen, um glasklar senden und empfangen zu können.

Vier »Wahrnehmungstypen«, die ich zum weiteren Verständnis ebenfalls kurz vorstellen möchte: der auditive Typ, der visuelle Typ, der gustatorisch-olfaktorische Typ und der kinästhetische Typ. Wir Menschen haben grundsätzlich fünf Hauptsinneskanäle: das Sehen, Hören, Fühlen, Schmecken und Riechen.

Die Wahrnehmung spielt in jeder Form der Kommunikation eine fundamentale Rolle. Diese fünf Sinneskanäle nutzen wir jeden Tag. Jeder von uns hat sich unterbewusst einen dieser Sinneskanäle ausgesucht, den er oder sie am liebsten hat. Durch diesen nehmen wir die meisten Reize unserer Umwelt wahr.

Der auditive Typ zeichnet sich durch eine starke Wahrnehmung von Klängen und Geräuschen aus. Er drückt seine Gedanken gern verbal aus und legt Wert auf die Klangqualität seiner Sprache. Sie hören nicht nur gern zu, sondern sind auch sehr sensibel für Tonfall, Nuancen und Sprachmelodie. Auditive Typen haben oft ein gutes Gehör und können sich Gehörtes besser merken als Gelesenes. Sie neigen dazu, Selbstgespräche zu führen, und sind in der Lage, ihre Vorstellungskraft durch auditive Reize zu aktivieren. Auditive Typen können oft an ihrer Wortwahl erkannt werden und verwenden häufig Ausdrücke wie »Das klingt gut« oder »Das spricht mich an«. Um den auditiven Typen zu erreichen und zu begeistern, ist es hilfreich, die Kommunikation an seine auditive Wahrnehmung anzupassen. Dies kann durch verschiedene Tonlagen, Lautstärken und die Einbeziehung von Umgebungsgeräuschen geschehen. Indem wir unsere Sprache gezielt einsetzen und die Vorstellungskraft des auditiven Typen ansprechen, können wir seine Aufmerksamkeit und Begeisterung wecken.

Der visuelle Wahrnehmungstyp zeichnet sich durch eine starke visuelle Orientierung aus. Beim Betreten eines Raumes nehmen sie als Erstes Formen und Farben wahr. Visuelle Eindrücke können sie leichter speichern und sich besser merken, wenn sie diese aufgeschrieben oder gelesen haben, im Gegensatz zum reinen Zuhören. Visuelle Typen sind gute Beobachter und nehmen sich die Zeit, sich alles genau anzusehen. Um sich vollständig konzentrieren zu können, benötigen sie absolute Ruhe, denn sie lassen sich leicht durch Hintergrundgeräusche stören. Beliebte Ausdrücke für visuelle Typen sind zum Beispiel: »Ich kann mir davon kein Bild machen« oder »Ich sehe, was du meinst«. Visuelle Typen haben eine starke Vorstellungskraft und versuchen, sich ihre Umgebung bildhaft vorzustellen. Dabei sind nicht nur objektiv beschreibende Wörter wie groß, klein, hell oder dunkel wichtig, sondern auch ästhetische oder emotional aufgeladene Beschreibungen wie beklemmend, heimisch, schön oder faszinierend.

Der gustatorisch-olfaktorische Wahrnehmungstyp zeichnet sich durch eine besondere Sensibilität für Gerüche und Geschmäcker aus. Menschen, die diesen Wahrnehmungskanal bevorzugen, arbeiten oft in Branchen, in denen der Geruchs- und Geschmackssinn wichtig sind, wie zum Beispiel in einer Parfümerie. Sie verwenden gern Ausdrücke und Redewendungen, die mit dem Geruchssinn in Verbindung stehen. Beispiele dafür sind: »Es riecht nach Ärger«, »Ich kann dich gut riechen« oder »Steck deine Nase nicht überall hinein«. Durch die Aktivierung des olfaktorischen Sinns können sie Nähe und Beziehungen zu anderen Menschen charakterisieren. Die Verwendung von olfaktorischen Ausdrücken kann dazu beitragen, das Verständnis in der Kommunikation zu verbessern und eine besondere Atmosphäre zu schaffen.

Der kinästhetische Typ zeichnet sich durch eine starke Ausrichtung auf Gefühle und Empfindungen aus. Dies spiegelt sich in seiner Atmung, die tief im Bauch stattfindet, und in seinem Blick, der häufig nach unten gerichtet ist. Er spricht in der Regel langsam und mit einer tiefen Stimme. Der kinästhetische Typ achtet besonders auf Bewegungen und Gefühle und verwendet oft Sätze, die darauf hinweisen, wie er sich körperlich und emotional fühlt. Beispiele dafür sind: »Oh, wir müssen dieses Projekt sicher auf die Schienen nageln«, »Das ist ja nicht zu fassen«, »Ich fühle mich nicht wohl in dieser Umgebung«, »Ich habe kein gutes Gefühl bei dieser Sache« oder »Irgendwie passt das nicht zusammen«. Indem wir Worte und Sätze verwenden, die Gefühle und den Tastsinn ansprechen, können wir eine ausgezeichnete Kommunikation mit kinästhetischen Typen herstellen.

Basierend auf den so durch unsere Sinne gesammelten Informationen können wir den weiteren Verlauf der Kommunikation aktiv und positiv gestalten.

Durch die richtigen Fragen können Sie zudem erforschen, was für ein Wahrnehmungstyp Sie und Ihr Gegenüber sind.

Was denkst du darüber? Wie erlebst du dies auf einer gefühlsmäßigen Ebene? Wie siehst du die Situation? Riecht das für dich nach einer guten Idee?

So finden Sie einfach und schnell heraus, zu welchem Wahrnehmungstyp Ihr Gegenüber gehört. Von da an ist es einfach, auf dem richtigen Kanal zu senden.

Ein weiterer Schlüssel guter Kommunikation ist das aktive und voll präsente Zuhören.

Es gibt keine einfachere und bessere Möglichkeit einer guten Kommunikation, als sich in einem Gespräch und einer Begegnung voll zu verschenken.

Widerstehen Sie dem Drang zu reden, denn oft wiederholen wir nur unsere eigenen Überzeugungen und bekommen so keine Möglichkeit, uns auf den anderen einzulassen, geschweige denn etwas zu lernen. Wir wollen die Menschen verzaubern, das beginnt mit lauschen. Wir haben zwei Ohren geschenkt bekommen und einen Mund. Dieser Tatsache zufolge sollten wir doppelt so viel zuhören und nur halb so viel reden. Insbesondere hier sind eine Selbstbeobachtung und Selbstwahrnehmung von allerhöchster Bedeutung. Holen Sie sich dazu das Feedback von Bekannten und fragen Sie ganz ehrlich:

»Findest du, dass ich ein guter Zuhörer bin?«

Es ist so wichtig, dass wir uns regelmäßig Feedback holen von wohlgesonnenen Mitmenschen, um zu überprüfen, inwieweit diese mit unserer Selbsteinschätzung übereinstimmen. Nehmen Sie dafür mindestens fünf verschiedene Menschen aus verschiedenen Lebensbereichen, die es gut mit Ihnen meinen und den Mut haben, ehrlich zu antworten. Haben Sie keine Angst vor Feedback, auch wenn es wehtun kann oder die eigenen Knöpfe drückt. So darf uns zu jeder Zeit bewusst sein, dass wir für ein selbstbestimmtes und glückliches Leben in permanenter Selbstreflexion leben dürfen. Erst wenn sich unser Selbstbild im Leben unserer Werte im Außen widerspiegelt, leben wir in Kohärenz und Meisterschaft.

Sie dürfen mir glauben, dass das heute noch eine meiner größten Lernaufgaben ist. Ich rede so unglaublich gern und kann es mitunter heute noch in Gesprächen kaum abwarten, das Wort ergreifen zu dürfen. Ich habe früher so schnell gesprochen, dass ich selbst nicht verstand, was ich sagte, geschweige denn jemand anderes. Als ich zunehmend das Feedback erhielt, dass eine Unterhaltung mit mir anstrengend sei, wollte ich das anfangs nicht wahrhaben. Um mich selbst zu überprüfen, habe ich aufgenommen, wie ich in Telefonaten geredet habe. Ich war einfach nur erschrocken. Noch heute verwundert mich, dass ich überhaupt irgendwo eingeladen wurde. Nachdem ich angefangen habe, mir dessen bewusst zu werden und dieses Verhalten zu beobachten, konnte ich es Stück für Stück transformieren. Ich bin weit entfernt, das in Meisterschaft zu leben, und doch spüre ich intensiv, wie jeder kleine Schritt, den ich tue, um mich den Gesprächen voll hinzugeben, aktiv zuzuhören und mich zurückzunehmen, eine unfassbar große Veränderung bewirkt. Die Menschen fühlen sich in meiner Gegenwart wohl und öffnen sich teilweise auf einer so tiefen Ebene, dass ich das kaum in Worte ausdrücken kann. Es gibt wenige Dinge, die Ihr Leben so schnell verändern können wie das Zuhören. Deshalb sollten Sie das ausprobieren, am besten 30 Tage lang. Führen Sie dazu ein Tagebuch, experimentieren Sie und schreiben Sie auf, welche Veränderung Sie wahrnehmen, wenn Sie sich zurücknehmen. Beobachten Sie sich selbst in jedem Gespräch und lernen Sie, sich hinzugeben. Es wird reichlich belohnt werden mit der großen Dankbarkeit Ihres Gesprächspartners.

Wertschätzende und wohlwollende Kommunikation

Sofern Sie die beschriebenen Punkte umsetzen, gibt es einen weiteren essenziellen Schritt, ein Menschenmagnet zu sein – und das ist eine wertschätzende und wohlwollende Kommunikation. Wie können Sie sich dazu verpflichten, nur noch »Wortgeschenke«

zu verteilen? Wenn Sie nichts zu sagen haben, was ein Geschenk für Ihr Gegenüber ist, dann lassen Sie es.

Wir brauchen niemanden zu kritisieren, da der Meister eines jeden Schülers sein Leben ist.

Nun haben wir die Wahl getroffen, bewusst sympathisch zu sein, und ein sympathischer Mensch braucht niemanden zu kritisieren. Sie sprechen auch über niemanden, der nicht anwesend ist. Wenn Sie jemand um Ihre Meinung, Einschätzung oder Feedback bittet, so sagen Sie ihm vorher, ob er wirklich zu einem ehrlichen Feedback bereit ist. Holen Sie sich unbedingt noch mal seine Zustimmung, weil viele Menschen in Wirklichkeit nach dem Mund geredet werden wollen und gar nicht in der Lage sind, mit konstruktiver Kritik umzugehen. Sofern der andere seine Zustimmung gegeben hat, drücken Sie Ihre Worte klar und mit Hochachtung aus, werden Sie nicht persönlich, sondern bleiben Sie bei dem, was Sie wahrnehmen, was Sie beobachtet haben. Versuchen Sie stets, »Ich-Botschaften« zu senden. Dem Gegenüber wird es deutlich leichter fallen, Ihrer vermeintlichen Kritik oder auch Verbesserungsvorschlägen gegenüber offen zu sein, wenn Sie die Sätze anfangen mit »Ich empfinde es so, dass …« oder »Ich sehe diese Situation so …«.

Grundsätzlich sollten Sie ebenfalls überprüfen, wie Sie mit sich selbst reden: Sind das ermutigende, inspirierende und wohlwollende Worte? Legen Sie Ihre volle Aufmerksamkeit auf die Worte, die Sie häufig benutzen, schreiben Sie diese auf.

Solche Aussagen wie: »hätte …«, »man könnte …«, »vielleicht …«, »immer …«, »nie …«, »ich kann das nicht …«, »ich muss …«, »man sollte …«, »das geht nicht …« etc. dürfen

Sie sofort aus Ihrem Wortschatz streichen. Es hat eine lebensverändernde Auswirkung, wenn Sie anders kommunizieren und z. B. sagen:

»Ich kann das JETZT noch nicht … und ich werde es lernen …«.

Allein das Austauschen des Wortes »muss« durch »darf« ist eine kleine Revolution.

Fühlen Sie mal in die Power dieser Aussage hinein:

- »Ich muss am Montag wieder zur …« oder:
- »Ich darf am Montag zur Arbeit.«
- »Ich muss mich heute noch mit Freunden treffen …« oder:
- »Ich darf mich heute noch mit meinen Freunden treffen.«

Das ist die Magie eines Wortes, das die Kraft besitzt, Ihr Leben zu transformieren, und zwar sofort. Natürlich ist das Training, jede Stunde, jeden Tag, doch es lohnt sich. Selbst wenn es anfangs ungewohnt erscheint, halten Sie durch, denn die Belohnung wird es wert sein.

An dieser Stelle möchte ich uns unseren Schlüsselsatz noch einmal in Erinnerung bringen:

Wir müssen gar nichts. Wir dürfen.

Es klingt so einfach, es ist so einfach und wirksam, denn wir wissen ja mittlerweile: Die Wahrheit ist einfach. Sodann dürfen Sie das Wissen anwenden und jeden Tag trainieren und umsetzen. Diese augenscheinliche Einfachheit nur zu lesen und zu verstehen, reicht nicht aus, so bitte ich Sie: Tun Sie es ab jetzt.

Ich möchte Ihnen ein weiteres Beispiel schenken, um sich der Magie der Aussagen bewusst zu werden. Nehmen wir einmal an, es unterhalten sich zwei Freunde, die etwas Neues ausprobieren wollen. Sie wollen beide ihre Angst vor Ablehnung ablegen und fragen sich, wie das möglich ist. Sie informieren sich und nehmen gemeinsam an einem Seminar zu dem Thema teil. Dort wird ihnen beigebracht, dass die einzige Möglichkeit, ihre Angst abzulegen und Stück für Stück in Mut zu transformieren, darin besteht, einfach durch die Angst hindurchzugehen. Ohne groß nachzudenken, einfach hindurch. Der Seminarleiter gibt ihnen die Hausaufgabe über das Wochenende, wildfremde Menschen in der Innenstadt anzusprechen und um eine Packung Kaugummi zu bitten. Anschließend sollen die beiden Freunde zu McDonald's gehen und Sushi bestellen. In der Euphorie sind beide entschlossen, dies zu tun, um sich von der Angst vor Ablehnung Stück für Stück zu befreien. Am Samstagmorgen wacht dann jeder bei sich zu Hause auf und äußert seine Entschlossenheit in folgenden Aussagen:

Freund 1: »Man könnte es ja mal versuchen.«
Freund 2: »Ich werde es jetzt tun.«

Während sich Freund 1 noch einmal zudeckt und das Vorhaben auf später verschiebt, zieht sich Freund 2 fest entschlossen an. Er hat Respekt vor dieser Aufgabe, ist sich jedoch bewusst, dass er durch die Angst hindurchgehen wird, um sich damit selbst die Freiheit zu schenken. Nachdem er sich fertig gemacht hat, geht er direkt in die Innenstadt und mit jedem Schritt, der ihn ihr näherbringt, verstärken sich seine Zweifel. Seine innere Stimme flüstert ihm im inneren Dialog zu: »Lass das sein, das kannst du nicht, du wirst dich sowas von blamieren.« Er hat zum Glück im Seminar gelernt, sich selbst zu beobachten und sich nicht mit seinem Ego zu identifizieren. Sofort schießt ihm der Hinweis des Seminarleiters in den Kopf – Geschwindigkeit schafft Sicherheit –, sodass gemäß der Drei-Sekunden-Regel ohne weiteres Überlegen und Grübeln umgesetzt wird. Er zählt innerlich runter: 1, 2, 3, sein Herz pocht wie verrückt, er nimmt seinen ganzen Mut zusammen und spricht einen fremden Menschen, der neben ihm steht, an und fragt ihn nach einer Packung Kaugummi. Dieser reagiert ein wenig verwundert und nach kurzer Zeit entwickelt sich ein angeregtes Gespräch. Er bekam zwar keine Kaugummis, doch unser Freund hat die Erkenntnis gewonnen: »So schlimm ist das alles gar nicht!« Sein Ehrgeiz war nun geweckt und er machte so lange weiter, bis er tatsächlich von einer netten Dame eine Packung Kaugummi bekam. Mit diesem Mut und der Leichtigkeit ging er zu McDonald's, stellte sich in die Schlange und wieder pochte sein Herz wie verrückt. Er beruhigte sich durch tiefes Ein- und Ausatmen und war absolut entschlossen. An der Kasse angekommen und mit zittriger Stimme gab er seine Bestellung auf: 1 x Sushi, Futomaki Sake bitte. Die Verkäuferin guckte ihn ungläubig an und wies ihn darauf hin, dass er bei McDonald's sei und es hier kein Sushi gäbe. Unser Freund wurde immer mutiger und bestellte noch einen Glasnudelsalat dazu. Dieses Spiel trieb er noch ein paar Minuten weiter, bis der Unmut in der nachfolgenden Schlange fast seinen Höhepunkt erreichte. Er bedankte sich bei der Verkäuferin und ging. Draußen überkam ihn ein tiefes Grinsen und tonnenweise Last fiel von ihm ab. Er war begeistert von seinem eigenen Mut und durfte feststellen, dass das alles überhaupt nicht schlimm ist. Mit dieser wundervollen Erfahrung im Reisegepäck seines Lebens ist ihm die Magie der Sprache bewusst geworden. Er vertraute auf sich selbst und weiß nun, dass es einen erheblichen Unterschied im Leben ausmacht, wenn er die Worte

»Man könnte es mal versuchen« ganz einfach auswechselt durch

»Ich werde es tun.«

Unser erster Freund hingegen hatte sich dazu entschieden, heute gar nichts mehr zu tun, und versank ins endlose Staffelgucken von Netflix-Serien.

Ich überlasse es nun Ihrer Fantasie, welcher unserer beiden Freunde für ein selbstbestimmtes und glückliches Leben sorgt und wer von beiden verstanden hat, was die Magie von Worten, der richtigen Kommunikation und das Überwinden von Ängsten bedeutet.

Um der Fähigkeit der schönen und leichten Kommunikation ihren vollen Ausdruck zu verleihen, möchte ich Sie zum Abschluss von Kapitel 4 dazu ermutigen, sich dem Thema der Rhetorik zu widmen. Es wird für Ihr Leben eine wesentliche Rolle spielen, wenn Sie die Kraft der Rhetorik und die Kunst des Kommunizierens erlangen. Sie dürfen Ihren Wortschatz erweitern und so Sicherheit in jedem Gespräch gewinnen. Sie lernen, sich an den richtigen Stellen zurückzunehmen, den Augenkontakt zu halten und mit Ihren Worten zu verzaubern. Sie reden ruhig und in sich ruhend, sagen das, was Sie sagen wollen, spielerisch, eloquent und mit Charisma.

Machen Sie sich zum Abschluss noch einmal bewusst: Die Menschen, denen wir begegnen dürfen, haben keine Glaskugel dabei. Es liegt an uns, ein selbstbestimmtes und glückliches Leben zu kreieren. Dafür sind das Senden auf der richtigen Frequenz und die Art des Sendens entscheidend für den Erfolg und Ausgang des Gesprächs. Werden Sie ein Kommunikationsmeister und lernen Sie, sich kristallklar auszudrücken. Viel Spaß in der Umsetzung! Schreiben Sie mir gern von Ihren Erfahrungen und Erfolgen, ich bin gespannt.

Was sind Ihre wichtigsten Erkenntnisse aus diesem Kapitel?

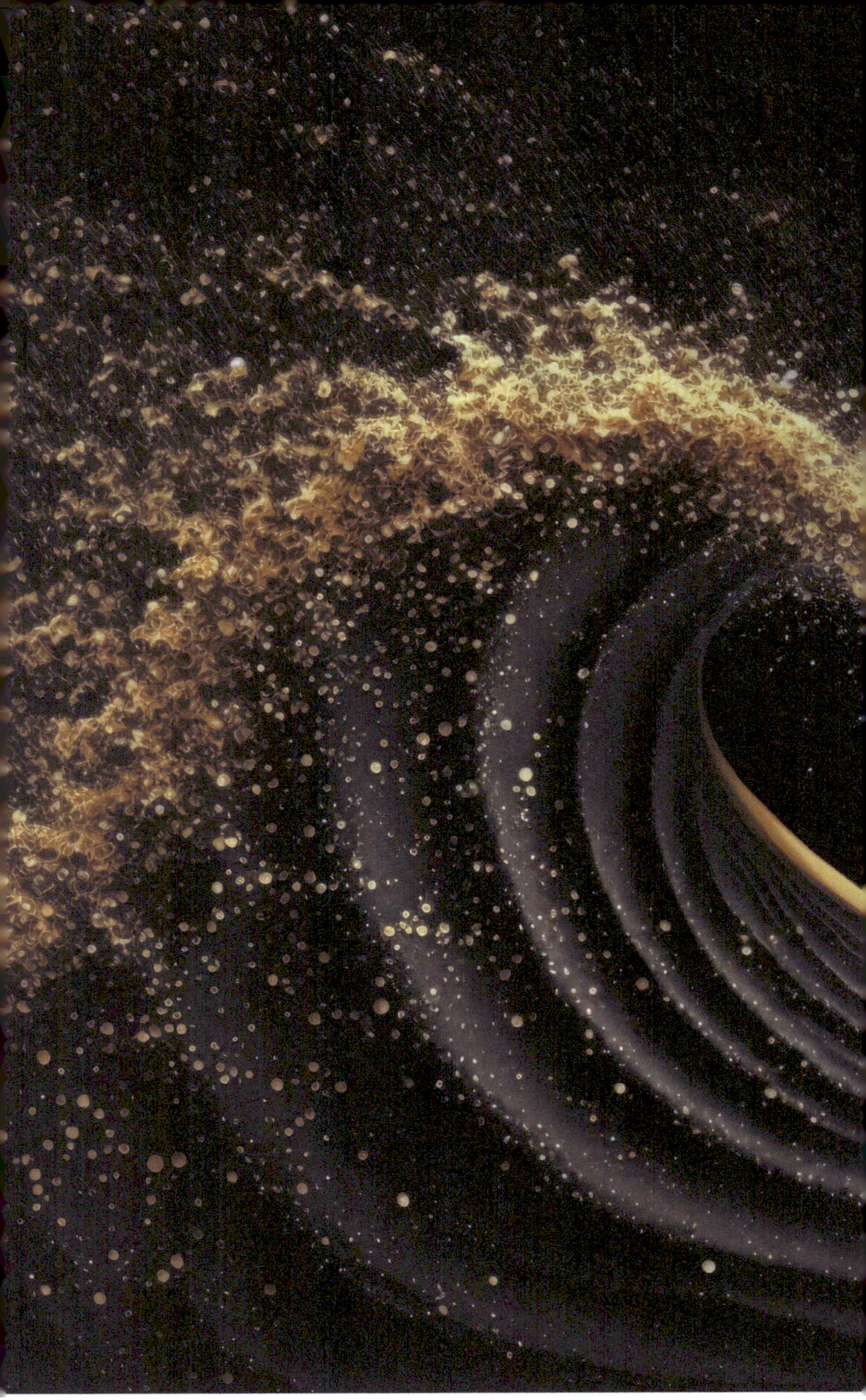

5.

Das Spiegelkabinett und die Macht der Vorstellungskraft

Es bauen alle Kapitel aufeinander auf, sodass wir in den ersten vier Kapiteln die Grundlagen geschaffen haben für das, was sich in den nächsten Kapiteln zeigen wird. Sodann gehen wir Schritt für Schritt in die nächste Stufe zur Kreation unseres Lebensmeisterwerks.

Dieses Kapitel möchte ich mit dem wundervollen Zitat von Rumi beginnen:

»In diesem Spiegelkabinett siehst du eine Menge Dinge. Reibe dir die Augen! Nur du allein bist da.«[5]

Was bedeutet das konkret?

Wir können im »Außen«, in anderen und in der Welt nichts sehen, was nicht auch in uns ist. Wir erkennen uns selbst. Um ein tieferes Verständnis für dieses universelle Gesetz zu schaffen, möchte ich Ihnen zunächst meine Darstellung der vier Spiegelgesetze vorstellen:

Das Vier-Spiegelgesetz bietet uns eine tiefgreifende Perspektive auf unsere innere und äußere Dynamik. Es besagt, dass alles, was uns an anderen Menschen stört oder aufregt, tatsächlich einen Aspekt in uns selbst widerspiegelt, den wir möglicherweise noch nicht gelöst haben.

Wenn wir uns über die Eigenschaften oder Verhaltensweisen anderer Menschen ärgern oder diese sogar verändern wollen, kann es ein Hinweis darauf sein, dass wir diese Eigenschaften in uns selbst erkennen und sie anders haben möchten. Es ist eine Einladung, uns mit unseren eigenen Schattenanteilen auseinanderzusetzen und diese zu integrieren. Indem wir Verantwortung für unsere eigenen Reaktionen und Emotionen übernehmen, können wir zu einem tieferen Verständnis unserer selbst gelangen und inneren Frieden finden.

Ebenso kann die Kritik oder der Wunsch zur Veränderung, den andere Menschen an uns herantragen, uns etwas über uns selbst offenbaren. Wenn wir uns verletzt fühlen oder emotional darauf reagieren, zeigt es, dass es noch ungelöste Themen in uns gibt, die wir erkennen und bearbeiten können. Es ist eine Chance zur persönlichen Entwicklung und zur Weiterentwicklung unserer Beziehungen.

Auf der anderen Seite können wir in den positiven Aspekten, die wir an anderen schätzen und lieben, auch einen Teil von uns selbst erkennen. Wenn wir uns von jemandem angezogen fühlen, der selbstbewusst und kraftvoll ist, kann es bedeuten, dass wir diese Qualitäten in uns selbst entwickeln möchten. Es erinnert uns daran, dass wir von allem, was wir im Außen bewundern, auch ein Potenzial in uns tragen. Es ist eine Einladung, diese Qualitäten in uns zu kultivieren und zu stärken.

Indem wir uns bewusst mit diesen Spiegelungen auseinandersetzen und die Verantwortung für unser eigenes Wachstum übernehmen, können wir zu einer tieferen Verbindung mit uns selbst und zu erfüllteren Beziehungen mit anderen gelangen. Es ist ein Weg zu mehr Selbstakzeptanz, innerer Klarheit und einem freien, selbstbestimmten Leben.

In diesen vier Spiegelgesetzen steckt die gesamte Weisheit des Lebens, um sich und »die anderen« im Eins-Sein zu erkennen. Studieren Sie diese Zeilen, erkennen Sie sich selbst in diesen Worten und lassen Sie die Essenz dahinter tief in sich eindringen. Die vier Gesetze haben das Potenzial, Ihr gesamtes Leben zu verändern. Vielleicht ist Ihnen aufgefallen, dass sich das Thema »Verantwortung« nahezu in jedem Bereich kreuzt. Es ist enorm wichtig, das zu erkennen. Sofern wir unsere Unzulänglichkeiten auf die Menschen um uns herum projizieren, tragen wir die Verantwortung dafür. Sie und ich erschaffen Realität. Alles, was in unserem Leben jetzt gerade so ist, wie es ist, wurde durch uns und unser Handeln kreiert. Ist das nicht ein mächtiger Schlüssel zur Freiheit? Wir erschaffen unsere Realität, sodann lassen Sie uns beginnen, ein fantastisches, großartiges Leben zu kreieren.

Wie geht das?

Mithilfe der fokussierten und aufrechterhaltenden Vorstellungskraft.

Machen wir uns dazu bewusst:

»Alles ist Energie, und dazu ist nicht mehr zu sagen. Wenn du dich einschwingst in die Frequenz der Wirklichkeit, die du anstrebst, dann kannst du nicht verhindern, dass sich diese manifestiert. Es kann nicht anders sein. Das ist nicht Philosophie, das ist Physik.«

Albert Einstein

Wow, sind das mächtige Worte.

Albert Einstein, wahrscheinlich einer der klügsten Menschen, die jemals auf diesem Planeten gelebt haben, sagt, alles ist Energie. Sie, ich, das Buch, das Sie gerade lesen, Ihre Kleidung, Ihre Gedanken und Ihre Badewanne, alles ist Energie. Und wenn wir uns einschwingen in die Frequenz unserer gewünschten Wirklichkeit, wird sich diese manifestieren. Es kann nicht anders sein, das ist Physik.

Diese Aussage bringt zum Ausdruck, dass unsere Manifestationen und Realisierungen eng mit unserer Schwingungsfrequenz verbunden sind. Indem wir uns bewusst auf die Frequenz der gewünschten Realität einschwingen, ziehen wir diese Erfahrungen in unser Leben. Es ist ein Hinweis darauf, dass wir durch unsere Gedanken, Emotionen und Handlungen eine aktive Rolle bei der Erschaffung unserer Realität spielen. Wenn wir uns auf positive und unterstützende Schwingungen ausrichten, öffnen wir uns für neue Möglichkeiten und ziehen synchronisierende Ereignisse und Menschen an. Es liegt in unserer eigenen Verantwortung, unsere Frequenz bewusst zu wählen und unsere Wirklichkeit mitzugestalten.

Ist Ihnen die Größe dieser Aussage bewusst? Und was bedeutet »auf die Frequenz der Wirklichkeit einstimmen«? Nach einem kurzen Beispiel über die Kraft der positiven und negativen Schwingung und Energie Ihres Seins werden wir uns den Fragen ganz konkret widmen.

Gehen Sie mit mir gedanklich in folgende Situation: Sie wachen morgens auf, stehen aus dem Bett auf und treten direkt auf einen liegengelassenen Gegenstand auf dem Boden. Sie schreien laut auf und fluchen vor sich hin, wer das da hingelegt hat usw. Anschließend gehen Sie ins Bad und die Zahnpasta ist hart geworden, weil jemand den Deckel nicht zugeschraubt hat. Nun sind Sie schon richtig schön bedient. In Eile, weil Sie zu spät aufgestanden sind, hetzen Sie in die Küche, machen sich einen Kaffee zum Mitnehmen und kleckern beim ersten Schluck auf Ihr Outfit. Noch mal hoch und umziehen, in diesem völlig verärgerten Zustand verlassen Sie Ihr Zuhause. Wie ist in diesem Beispiel wohl Ihre Energie? Mit dieser negativen, ärgerlichen Energie gehen

Sie in jede Begegnung und überfluten die Welt mit einer unangenehmen Schwingung. Sodann ist die Wahrscheinlichkeit groß, dass Sie an diesem Tag nur auf vermeintliche »Idioten« treffen. Auf ärgerliche Menschen, die Ihnen den Tag noch zusätzlich versauen. Es ist wie verhext, was ein bescheidener Tag.
Nun sind wir schon in Kapitel 5 und Sie wissen, was dieses Beispiel bedeutet.

Wir sind verantwortlich für unsere Realität.

Sie können oftmals nichts für die Umstände, z. B. den Gegenstand auf dem Boden. Jedoch können Sie etwas für den Umgang mit dieser Situation. Sie entscheiden, wie Sie reagieren, sofern Sie sich dessen bewusst sind und sich und Ihre Reaktionen (Muster) beobachten können. Es ist Ihre und meine Wahl, wir sind die Schöpfer und Schöpferinnen unseres Lebens, das vergessen wir nur manchmal.

Nehmen wir die Beispielsituation von eben, nur jetzt starten wir bewusst in den Tag. Sie wachen ausgeschlafen auf und gönnen sich eine Morgenmeditation, mit diesem Selbstgeschenk sind Sie von tiefer Dankbarkeit erfüllt und bringen diese schon morgens zum Ausdruck, indem Sie sich bewusst machen, wie privilegiert Sie sind, weil Sie ein Dach über dem Kopf haben und in einem Bett schlafen dürfen. Voller Vorfreude auf den neuen Tag stehen Sie aus dem Bett auf und treten ebenfalls auf den Gegenstand am Boden. Nur jetzt lächeln Sie und tanzen hüpfend auf einem Bein weiter ins Bad. Sie machen sich schöne Musik an, entfernen die hart gewordene Oberfläche der Zahnpasta und putzen Ihre Zähne. Sie haben noch genug Zeit für einen entspannten Kaffee, machen sich eine Kerze an und schreiben Ihr Dankbarkeitstagebuch. Über den kleinen

Kaffeefleck auf Ihrem Outfit lachen Sie kurz und sehen diesen als wundervolle Möglichkeit an, ein neues Oberteil anzuziehen, das Sie sich letzte Woche gegönnt haben. Mit dieser positiven, wohlwollenden Energie gehen Sie in jede Begegnung und überfluten Ihre Umwelt mit einer freudig ansteckenden Schwingung. So ist die Wahrscheinlichkeit groß, dass Sie an diesem Tag nur auf freudige und wohlwollende Menschen treffen.

Haben Sie schon einmal eine der beiden Erfahrungen gemacht? Das ist so spannend. Und wenn es uns gelingt, unser Verhalten zu beobachten, dann können wir direkten Einfluss darauf nehmen und jederzeit korrigieren. Die beiden einfachen Beispiele können wir auf unzählige Situationen übertragen und es ist immer unsere Verantwortung, wie wir auf die Umstände reagieren.

Wenn wir wirklich etwas verändern wollen, konkret, signifikant und nachhaltig, dann dürfen wir der Tendenz widerstehen, uns als Opfer der Umstände zu fühlen.

Wir übernehmen jetzt gemeinsam Verantwortung und gestalten uns ein glückliches und selbstbestimmtes Leben. Stellen Sie sich vor, dass Sie, trotz des Scheins einer materiellen Realität, in einer Welt der Vorstellung leben. Die äußeren Ereignisse und Erfahrungen, die Sie in Ihrem Leben erleben, sind das Ergebnis vergangener Bewusstseinszustände, die oft in Vergessenheit geraten sind.

Das, was sich gerade in Ihrer Realität zeigt, ist ein Resultat Ihres vergangenen Seinszustands. Mir ist bewusst, dass diese

Aussage, wie bei mir selbst vor einiger Zeit, im eigenen System auf Ablehnung stoßen könnte – und dennoch ist es so. Es kann nichts in der Realität erscheinen, was nicht bewusst oder unbewusst manifestiert wurde. Ich möchte Ihnen die Einladung aussprechen, dem Bewusstseinslehrer Neville Goddard zu lauschen, es gibt viele magische Hörbücher von ihm.

Es ist heute weit verbreitet, sich Wünsche vom Universum erfüllen zu lassen und das Gesetz der Anziehung auf kindliche Weise zu interpretieren, als ob man sich einfach alles herbeizaubern könnte, wie in dem Märchen »Aladdin und die Wunderlampe«. Doch diese Vorstellung ist unrealistisch und funktioniert nicht auf diese Weise. Wenn wir eine echte Veränderung in unserem Leben wollen, müssen wir uns ernsthaft mit diesem faszinierenden Thema auseinandersetzen und uns als reife Erwachsene damit befassen.

Das *Bewusstsein* ist eine universelle Einheit, die sich in unzähligen Formen und Ebenen manifestiert. Jeder von uns ist ein Teil dieser Einheit und trägt das gesamte Spektrum des Bewusstseins in sich. Obwohl wir uns selbst vielleicht als reich oder arm, als Bettler oder Dieb wahrnehmen, bleibt das Zentrum unseres Seins, unabhängig von unserem Selbstbild, unverändert. Es gibt keine Trennung oder Lücke im Bewusstsein. Das **Ich bin** kann nicht geteilt werden. Es ist wichtig, diese Einheit und Ganzheit unseres Seins zu erkennen und zu verstehen, um eine tiefgreifende Veränderung in unserem Leben zu erfahren.

Sodann machen wir uns bewusst, dass unser inneres Gespräch unsere Realität schafft. Alles ist eine Manifestation der mentalen Gespräche, die in uns vor sich gehen, ohne dass wir uns dieser bewusst sind. So dürfen wir uns bewusst werden, mit einem Ziel und einer Bestimmung zu handeln.

Diese Worte sind jetzt von erheblicher Bedeutung für Ihr Leben:

Unsere mentalen Selbstgespräche ziehen unser Leben und unsere Realität an.

Solange es keine Veränderung Ihres inneren Gesprächs gibt, bleibt auch Ihre Geschichte gleich.

Zu versuchen, die Welt zu verändern, bevor wir unser inneres Gespräch ändern, ist ein Kampf gegen die innerste Natur der Dinge selbst.

Lesen Sie diese Zeilen mehrmals mit höchster Aufmerksamkeit und nehmen Sie sich Zeit, ihre Bedeutung zu erfassen. Machen Sie sich bewusst, dass in Ihnen die Kraft steckt, alles in Ihrem Leben zu erreichen, was Sie wollen. Diese Worte dienen als unsere Wunderlampe, während unsere Vorstellungskraft den Flaschengeist darstellt, der unsere Wünsche und Träume erfüllen kann.

Aladdin, im Arabischen Alā' ad-Dīn, bedeutet übersetzt:

»Erhabenheit des Glaubens«.

In der Bibel steht unter (Matthäus 9,29):

»Euch geschehe nach eurem Glauben.«

Hier geht es eben nicht um leichtgläubiges Wunschdenken, sondern um das Ausmaß unseres Glaubens selbst. Unsere Vorstellungskraft in Bezug auf den gewünschten Seinszustand darf mit freudigstem Vertrauen und Mut erfüllt sein, egal wie die (äußeren) Umstände gegenwärtig aussehen.

Achten Sie auf Ihren Seinszustand – wie wollen Sie sein? Kombinieren Sie das mit Ihren Werten und stellen Sie sich vor, wie es sich anfühlt, wenn Sie in Ihrem gewünschten Seinszustand sind. Fühlen Sie das in jeder Faser Ihres Körpers, jeden einzelnen Tag. Und seien Sie geduldig: Zeit spielt dabei keine Rolle, sondern ausschließlich Ihre Überzeugung. Es ist von absoluter Notwendigkeit, mit einer beharrlichen Konsequenz in dem erfüllten Wunschzustand zu verharren, und zwar so lange, bis er in Ihrer Realität erscheint.

Die meisten Menschen geben zu früh auf, ihnen fehlt die Geduld. Das Thema *Zeit* werden wir im nächsten Kapitel besprechen. Es sei vorab nur so viel gesagt, dass dies eine Illusion ist. Die *Zeit*, Uhrzeit, so, wie wir sie kennen, ist ein menschliches Konstrukt, deswegen möchte ich Ihnen die Einladung aussprechen, die *Zeit* bei Ihrer Manifestation auszublenden. Sie verharren und fühlen, wie es sich anfühlt in Ihrem gewünschten Seinszustand. Wie bewegen Sie sich, welche Bilder sehen und empfangen Sie, wie fühlt es sich an? Je tiefer Sie sich mental in die Wirklichkeit einschwingen, umso wahrscheinlicher ist die Geburt ins Physische.

Was bedeutet das?

Jeder Seinszustand, dem Sie als Mensch Raum geben, wird sich in Ihrer Welt manifestieren, denn indem Sie diesen Zustand für sich in Anspruch nehmen, rufen Sie ihn ins Leben. Das heißt, wenn Sie z. B. durch eine Erziehung im Mangeldenken aufgewachsen sind und dieses Mangeldenken als erwachsener Mensch weiter in sich tragen, mit Glaubenssätzen wie »Geld wächst nicht auf Bäumen« oder »Reiche sind böse«, dann werden Sie dadurch Mangelzustände in Ihrem Leben förmlich anziehen. Dies ist ein Naturgesetz, das ist Physik. Denn eine Energie im Mangelsein kann auch nur das in Ihrer Realität widerspiegeln. Aus diesem Grund ist es so wichtig, dass Sie sich bewusst werden, wie Sie mit sich selbst reden.

Übung:

Schreiben Sie Ihre negativen Glaubenssätze auf und seien Sie dabei ehrlich mit sich selbst. Gehen Sie jeden Bereich des Lebensrads durch, insbesondere die Bereiche, in denen es noch nicht optimal läuft. Das hat eine Ursache und diese Ursache liegt meistens hinter einem negativen Glaubenssatz, der Ihr Denken beeinflusst und somit eine ungewünschte Realität kreiert. Wenn wir uns dieses negativen Glaubenssatzes bewusst werden und ihn austauschen, wird sich der Lebensbereich dem neuen Glaubenssatz anpassen.

Jetzt ändern wir die negativen Glaubenssätze in positive Glaubenssätze, und zwar so, dass sie Ihren Wunschzustand unterstützen und nicht mehr in der Umsetzung behindern.

Beispiele:

Alter Glaubenssatz:
»Geld wächst nicht auf Bäumen.«
Neuer Glaubenssatz:
»Ich bin ein Geldmagnet.«

Alter Glaubenssatz:
»Das Leben ist schwer und ein Kampf.«
Neuer Glaubenssatz:
»Alles kommt zu mir in Freude, Herrlichkeit und Leichtigkeit.«

Auf diese Art formen Sie all Ihre negativen Glaubenssätze um. Dabei ist es wichtig, Ihre Worte zu verwenden, es handelt sich immerhin um Ihre neuen heiligen Glaubenssätze, um Ihr

Manifest für Lebensüberfluss. An dieser Stelle möchte ich darauf hinweisen, dass es nichts Mächtigeres gibt, als einen Satz mit »**Ich bin**« anzufangen. Und machen Sie sich bewusst, dass Sie nie, nie, niemals etwas Negatives hinter Ihrem »**Ich bin**« anfügen. Nichts formt mächtiger die Realität als eine Aussage nach »**Ich bin.**« Zum Beispiel:

»**Ich bin** ein Glückskind.«

Das ist mein Lieblingsmantra und begleitet mich durch den gesamten Tag, jeden Tag. In meinem Haus klebt dieser Satz in jedem Raum und in meinem Handy-Hintergrund ist dieses Bild hinterlegt: Bevor ich mein Haus verlasse, klebt dieses Bild an der Tür und daneben:

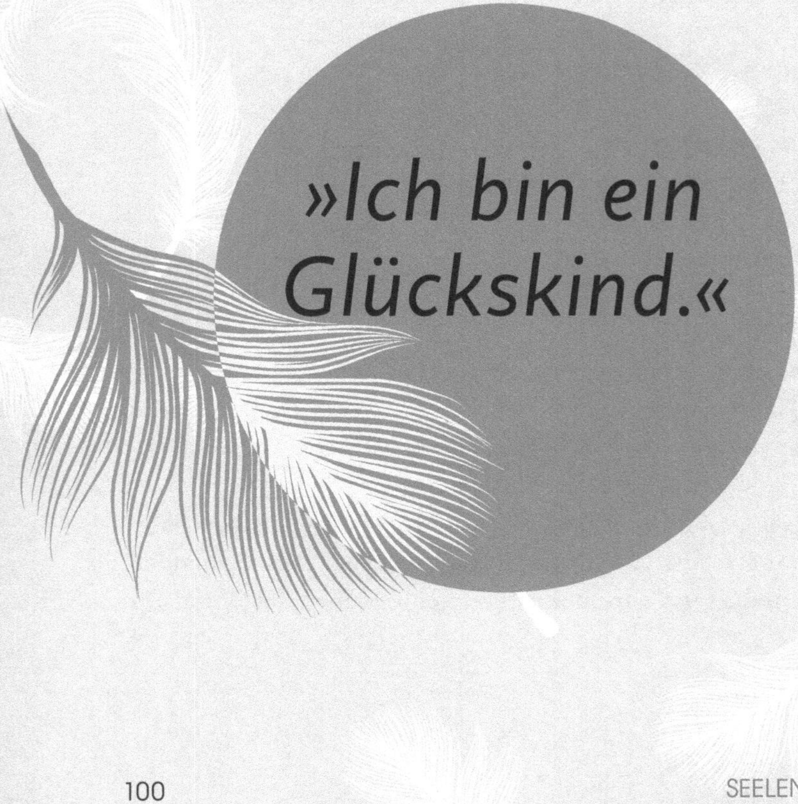

»**Ich bin** reich.«

Ihr Unterbewusstsein interessiert es nicht, ob das gerade schon Realität ist oder nicht stimmt. Das ist einerseits gut und andererseits gefährlich. Es hinterfragt nicht, was Sie glauben, sondern nimmt es genauso auf – und so tritt genau das in Ihre Realität. Selbst wenn sich manche Sätze am Anfang komisch anhören, weil Sie noch so weit entfernt scheinen: Machen Sie konsequent damit weiter. Meine Sätze sind nur Beispiele, vielleicht sind es bei Ihnen ganz andere Dinge, nur Sie »müssen« Ihr Unterbewusstsein jeden Tag damit füttern. Es kann dann nicht anders, als das zu glauben und zu realisieren, was Sie ihm immer wieder erzählen und bewusst machen. Sie dürfen auf keinen Fall Dinge aufschreiben, die Sie nicht wollen, auch das hinterfragt Ihr Unterbewusstsein nicht. Formulieren Sie also ganz klar, einfach und positiv.

Nehmen wir an, Sie möchten etwas an Ihrer Figur verändern und haben bereits viele Versuche unternommen, aber bisher nur kurzfristige Ergebnisse erzielt. Um langfristige Veränderungen zu erreichen, gilt es, den gleichen Ansatz zu wählen, unabhängig davon, in welchem Bereich Sie Verbesserungen anstreben. Beginnen Sie damit, sich Ihren gewünschten Zustand vorzustellen – jeden Tag. Es ist besonders wichtig, dies vor dem Einschlafen zu tun, wenn Sie in die Theta-Phase übergehen, in der der Zugang zu Ihrem Unterbewusstsein am stärksten ist. Stellen Sie sich lebhaft vor, wie Sie aussehen, was Sie tragen, wie Sie sich bewegen und wie es sich anfühlt, Ihren Körper zu streicheln. Gleichzeitig visualisieren Sie, welche Verhaltensweisen und Gewohnheiten Sie annehmen müssen, um diesen Zustand zu erreichen. Denken Sie daran, was Sie als diese Person essen und trinken, wie Sie sich bewegen und was Ihnen guttut. Unterstützend können geführte Meditationen und Hypnosen in allen Bereichen hilfreich sein. Hören Sie vor dem Einschlafen Meditationen, die Ihren gewünschten Zustand unterstützen, und legen Sie ein Bild von Ihrem Wunschzustand auf Ihren Nachttisch, damit es Sie jeden Morgen begrüßt. Je intensiver Sie diese Visualisierungen praktizieren, desto eher wird sich Ihr gewünschter Zustand in der Realität manifestieren. Verlieren Sie nie den Glauben daran, dass dieser gewünschte Zustand bereits existiert.

Positive Glaubenssätze dazu könnten sein:
»**Ich bin** körperbewusst.«
»**Ich bin** gesegnet mit vollkommener Gesundheit.«
»Mein Körper ist ein Tempel der Schönheit.«
»**Ich bin** athletisch, durchtrainiert und voller Energie.«
»Ich genieße mein Essen in hoher Achtsamkeit.«

So kreieren Sie Ihr neues »**Ich bin**«. Damit leben Sie jetzt schon so, wie Sie sein möchten, Sie verhalten sich jetzt schon so, wie Sie sein möchten, Sie trinken, essen und denken als Ihr neues »**Ich bin**«. Und ich sage Ihnen, Ihre Realität wird sich Ihrem neuen Seinszustand anpassen. Es gibt nur eine einzige Ursache, die das Fundament unseres gesamten *Seins* bildet, und das ist das Bewusstsein. Unser Bewusstsein ist der zentrale Punkt, von dem aus unsere gesamte Erfahrungswelt reflektiert wird. Es spiegelt den gegenwärtigen Zustand wider, in dem wir uns befinden, und ist eng mit unseren Überzeugungen und Wahrnehmungen verbunden. Das, was wir momentan als wahr und richtig betrachten, prägt unser jetziges Sein und unsere Realität. Wenn wir also unsere Welt verändern möchten, müssen wir bewusst entscheiden, was wir künftig als wahr annehmen und in unser Bewusstsein integrieren möchten. Erst wenn wir diese bewusste Wahl treffen, können wir tatsächlich Veränderungen herbeiführen und unsere Realität gestalten. Das Bewusstsein ist somit die Quelle unserer schöpferischen Kraft, die uns befähigt, unser Leben nach unseren Vorstellungen zu formen.

Wie genau geht das?

Öffnen Sie sich für neue Denkmuster und lernen Sie, sich unvoreingenommen zu beobachten. Überprüfen Sie Ihre automatischen Reaktionen auf die Ereignisse in Ihrem Leben. Werden Sie sich bewusst, dass Ihre Reaktionen und Handlungen Ihren gegenwärtigen Zustand definieren. Oftmals reagieren wir wie Roboter auf die Ereignisse in unserem Leben, doch nun ist es an der Zeit, damit aufzuhören. Durch tägliches Training können Sie lernen, sich selbst und Ihr Handeln immer wieder zu beobachten und zu reflektieren.

Verlassen Sie Ihre gewohnten Routinen und wagen Sie etwas Neues und Außergewöhnliches. Es ist wichtig zu erkennen, dass das Festhalten an alten Mustern und das Hoffen auf Veränderung letztlich zu keinem Erfolg führen. Um wirklich etwas zu verändern, müssen wir aktiv handeln. Wir sind die Architekten unseres eigenen Lebens und haben die Fähigkeit, es nach unseren Vorstellungen zu gestalten. Indem wir mutig neue Wege einschlagen und uns bewusst für Veränderungen entscheiden, können wir das Leben erschaffen, welches wir uns wünschen. Lassen Sie uns die Verantwortung für unser eigenes Glück übernehmen und den dazu Mut aufbringen, uns selbst zu verändern.

In diesem Zusammenhang dürfen wir das universelle Gesetz von Ursache und Wirkung verstehen.

Sie haben die Fähigkeit, Ursachen zu setzen und dadurch bestimmte Wirkungen in Ihrem Leben zu erzeugen. Wenn Ihnen bestimmte Aspekte Ihres Lebens nicht gefallen, ist es wichtig, dass Sie eine neue Ursache setzen. Der erste Schritt besteht darin, Ihre Reaktionen auf die Ereignisse in Ihrem Leben zu betrachten. Werfen Sie einen Blick auf Ihre Denkweise und überprüfen Sie, wie Sie denken. Forschungen haben gezeigt, dass wir täglich zwischen 60.000 und 80.000 Gedanken haben, von denen viele negativ und destruktiv sind. Es ist jedoch wichtig zu erkennen, dass wir nicht unsere Gedanken **sind**, sondern dass wir Gedanken **haben**. Wir können unsere Gedanken wahrnehmen und verändern. Dies erfordert eine bewusste Entscheidung und Übung. Füllen Sie Ihre Gedanken bewusst mit positiven Aussagen und lenken Sie Ihre Aufmerksamkeit auf konstruktive Gedankenmuster. Durch diese bewusste Lenkung Ihrer Gedanken können Sie positive Veränderungen in Ihrem Leben bewirken.

Als einfaches Beispiel: Wenn es regnet, könnten Sie denken:
»So ein Mistwetter, alles kalt und nass, ich habe heute auf gar nichts Lust.«

Damit haben Sie proaktiv den Grundstein für einen lustlosen kalten Tag gelegt. Nicht das Wetter und der Regen sind an Ihrem lustlosen Tag schuld, sondern Sie. Ihre Bedeutung, die Sie diesem Umstand gegeben haben, verursacht zuverlässig die entsprechende Wirkung. Deswegen achten Sie auf Ihre Gedanken, jeden Tag, und ertappen Sie sich bei negativen Denkmustern. Sagen Sie: »Stopp.« Und tauschen Sie diese direkt aus. Wenn Ihnen das gelingt, haben Sie verstanden, was es bedeutet, Gestalter Ihres Lebens zu sein. Es liegt einzig in Ihrer Macht. Nicht, was im Außen alles geschieht, doch Ihre Reaktion auf all jenes bleibt allein Ihnen überlassen.

Die Art und Weise, wie Sie auf Ereignisse reagieren, beeinflusst maßgeblich Ihr Leben. Es liegt in Ihrer Hand, ob Sie diese Reaktionen als Ihre Superkraft oder als Ihre größte Schwäche betrachten. Sie haben die Möglichkeit, Ihre Welt zu verändern, indem Sie Ihre Gedanken neu ausrichten und sie in die Richtung lenken, die Sie sich wünschen. Dafür ist es wichtig, dass Sie Ihr Ziel klar vor Augen haben und wissen, wie Sie sein möchten. Wenn unangenehme Dinge geschehen, und das wird im Leben immer wieder vorkommen, reagieren Sie gelassen. Urteilen Sie nicht über diese Situationen, sondern akzeptieren Sie sie so, wie sie sind, und setzen Sie Ihren eigenen Weg fort. Geben Sie äußeren Umständen, die Ihnen nicht gefallen, keine Bedeutung und lassen Sie sich nicht allzu sehr davon beeinflussen.

Von da an beginnt wirkliche Freiheit.

Wir nähern uns Stück für Stück dem Ziel eines selbstbestimmten Lebens, was auch das Ziel dieses Buches ist. So lassen Sie uns geistig und gedanklich einschwingen in den Gefühlen der Harmonie und der Liebe, damit sie sich in unserer Erlebniswelt zeigen.

Diese universellen Lebensregeln gelten für jeden Bereich, den Sie nachhaltig verbessern möchten. Es ist eine Formel, anwendbar auf all Ihre Lebensbereiche.

Der Schlüssel liegt in Ihrem neuen Denken und in Ihrem neuen »**Ich bin**«. Halten Sie geistig und gedanklich an Ihrem erfüllten Wunschzustand fest und lassen Sie ihn nicht los. Leben Sie so, wie Ihr neues *Sein* es tun würde, und beobachten Sie dabei stets Ihre automatischen Reaktionen auf die Ereignisse in Ihrem Leben, denn Ihre Reaktionen definieren Ihren aktuellen Zustand. Ich wünsche Ihnen von ganzem Herzen das Allerbeste und dass Sie von innerem Glück erfüllt sind oder den Weg zu eben jenem Gefühl finden.

Was sind Ihre wichtigsten Erkenntnisse aus diesem Kapitel?

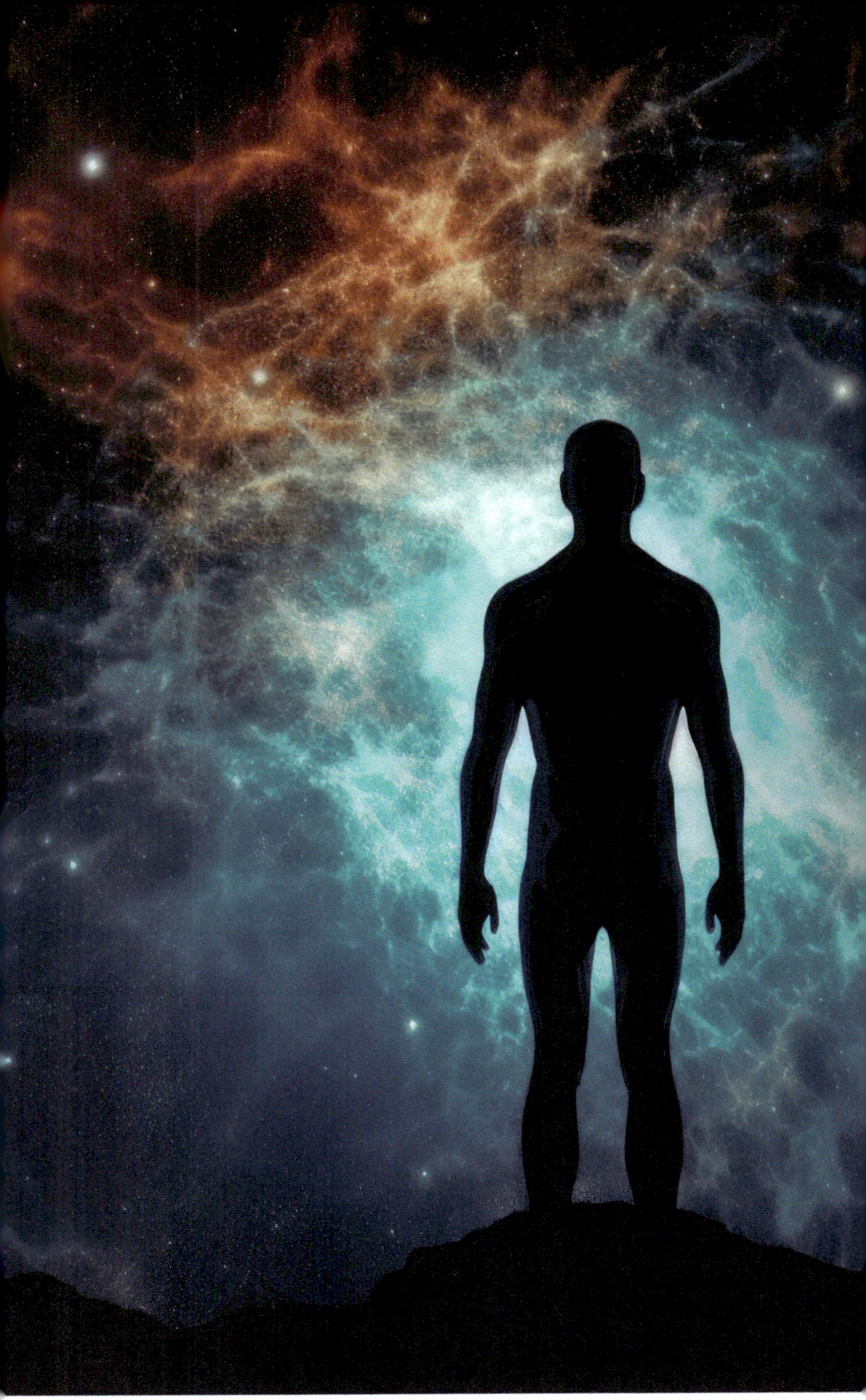

6.

Die Gegenwart, hier und jetzt

Ich hoffe, Ihnen geht es hier und jetzt beim Lesen dieser Zeilen gut. Vielleicht spüren Sie schon die Magie dieses Buches und ich wünsche mir, dass Sie sich weiterhin voll öffnen für den Raum der Mehrmöglichkeiten.

Wir wollen uns nun mit dem Tor zur Freiheit beschäftigen, für ein Leben ohne Angst und Sorgen.

Ich kann mir vorstellen, dass Ihr System rebelliert und sagt: »Das geht doch nicht!«

Und doch: Das geht.

Wenn Sie dieses Kapitel vollumfänglich verstanden und umgesetzt haben, sind Sie frei.

Um dahin zu kommen, dürfen wir uns bewusst machen, dass es nur eine einzige Zeitform gibt – und die ist jetzt. Die Vergangenheit ist vergangen und kommt nie wieder, egal wie sehr wir daran festhalten. Egal ob Sie mit den vergangenen Ereignissen unzufrieden sind, Sie bestrafen ausschließlich sich selbst, wenn Sie an einer Zeitform festhalten, die nicht existiert. Unser Verstand, unser Ego ist mit so vielen Dingen nicht einverstanden oder möchte etwas zurückhaben, was einmal war. Doch genau das ist es, was Leid schafft.

Es sind ausschließlich unsere Gedanken und Erinnerungen, die die Zeitform wechseln, und es ist die Bedeutung, die unser Verstand den Ereignissen gibt, die Leid schaffen können. Gleichzeitig ist dies der Schlüssel, das Leid zu beenden.

Machen wir uns bewusst, dass Sie gar nicht anders könnten, als im Hier und Jetzt zu verweilen, wenn Sie sich an nichts erinnern würden. Stellen Sie sich einmal vor, Sie hätten eine Gehirnerschütterung und Ihr Gedächtnis verloren.

Weiterhin nehmen wir an, Sie hätten eine furchtbare Kindheit oder Partnerschaft hinter sich. Das wissen Sie jetzt nicht mehr, es ist alles weg. Der Arzt sagt Ihnen, dass bei Ihnen alles okay sei und die Erinnerungen irgendwann wiederkämen. Bis dahin sollten Sie sich ausruhen und Ihr Leben genießen.

Diesen Rat befolgen Sie natürlich. So schlafen Sie sich aus, gehen spazieren und tun das, was immer sich gut anfühlt. Sie leben Ihrer Bestimmung nach und spüren das Verlangen zu malen. Es zieht Sie in die Natur. Dort malen Sie wundervolle Landschaften und Sonnenuntergänge. Sie vergessen dabei Zeit und Raum. In purer Hingabe an den Augenblick sind Sie gedankenlos, Sie nehmen einfach nur wahr, was zu tun ist, und tun dies. Eine tiefe Verbundenheit mit allem, was ist, spüren Sie wie selbstverständlich, Sie nehmen keine Bewertungen vor und verurteilen weder sich selbst noch andere. Sie begegnen allen Menschen mit Freundlichkeit und einer von Natur aus liebevollen, wachen und neugierigen Ausstrahlung. Ihr Sein spiegelt eine tiefe Zufriedenheit wider. Wenn Sie gehen, dann gehen Sie, wenn Sie essen, dann essen Sie, und wenn Sie malen, dann malen Sie. Das, was Sie tun, tun Sie vollkommen.

Ist es nicht faszinierend? Stellen Sie sich vor, wir könnten alle eine kollektive Gehirnerschütterung haben und uns dabei weder an die Vergangenheit erinnern noch die Zukunft denken.

Ein bisschen Sarkasmus ist großartig und ich überspitze den kleinen Spaß, um die Essenz dieser Vorstellung der Geschichte zu verdeutlichen. Natürlich lade ich Sie nicht dazu ein, sich eine Gehirnerschütterung zuzuziehen, sondern möchte Ihnen die Möglichkeit aufzeigen, welch unendlich große Freiheit dahintersteckt, wenn wir unseren Geist darauf trainieren, im Augenblick zu sein. Es sind einzig und allein die Gedanken an etwas, die eine dauerhafte Gegenwärtigkeit verhindern. Um aus dem Hier und Jetzt auszusteigen, muss ich mich an etwas erinnern. Das geht nicht anders, meine Gedanken schweifen an ein Ereignis, das in der Vergangenheit liegt – und dem habe ich entweder den Stempel ›gut‹ oder ›böse‹ aufgedrückt. Doch uns darf bewusst werden: Es gibt kein Gut und kein Böse, das ist ein menschliches Bewertungskonstrukt. Es gibt einzig und allein das, was ist. Wenn wir nicht in einer Welt der Dualität leben würden, wäre alles neutral. Unser innerer Richter stuft das, was ist, wie es ist, als richtig und falsch ein. Und das geht nur aufgrund von Glaubenssätzen und Erinnerungen.

Nun passiert das Folgende: Unser Freund fängt langsam an, sich wieder zu erinnern. Es kommen nach und nach Gedanken und Bilder aus seiner Vergangenheit hoch. Er erinnert sich, wer er ist (seine Rolle) und was er erlebt hat. Er sieht Bilder im Kopf und fühlt sich zunehmend schlechter. Die negative Gedankenspirale hört nicht auf, sich zu drehen. Sein Vater hat ihn und seine Mutter als Kind geschlagen. Er wurde in der Schule gemobbt, weil er kein Selbstbewusstsein hatte. Die ständige Angst vor dem Zuhause war sein zuverlässigster Begleiter. Seine späteren Beziehungen zerbrachen alle, weil er keine Nähe zulassen konnte. Mit diesen Erfahrungen und seiner unendlich großen Angst vor Ablehnung lebte er allein und zurückgezogen. Die Träume, die er als Kind hatte, später ein großartiger Maler zu werden, verschwanden im Laufe der Jahre. Er möchte eigentlich nur leben, lieben und geliebt werden, doch dass dies möglich ist, daran glaubt er schon lange nicht mehr. Zu viel ist passiert in der Vergangenheit.

Jeder von uns trägt seine eigene Geschichte und einen Rucksack voller Lebenserfahrungen, sowohl positive als auch schmerzhafte. Es ist wichtig anzuerkennen, dass wir diese Erinnerungen nicht einfach vergessen oder verdrängen können, und das ist auch nicht das Ziel. Vielmehr geht es darum, sich mit der eigenen Schattenarbeit auseinanderzusetzen, die geschehenen

Dinge anzuschauen, zu fühlen und sie dann liebevoll loszulassen. Dies ermöglicht es uns, das Hier und Jetzt voll und ganz zu genießen und uns von der Last der Vergangenheit zu befreien. Nur wenn wir daran festhalten, sperren wir uns selbst ins Gefängnis. Und das Paradoxe ist: Die Tür unseres Gefängnisses ist nie abgeschlossen, allerdings geht sie nur nach innen auf. Sie können im Außen tun, was immer Sie wollen, es wird Sie nicht aus Ihrem Gefängnis befreien.

Die Tür öffnet sich nur nach innen.

Sodann schauen Sie nach innen, vergeben sich und allen anderen und öffnen Ihre Tür zur Freiheit, im Hier und Jetzt.

Das Beispiel unseres Freundes zeigt, dass er jetzt einfach glücklich und frei leben könnte – wenn er keine Erinnerungen hätte an seine Kindheit, an seine gescheiterten Beziehungen und an sein trauriges Leben. Erst nachdem er sich erinnern konnte, hatten diese Gedanken aus der Vergangenheit wieder Einfluss auf sein Hier und Jetzt. Dadurch kreiert er eine permanente Kopie seiner Vergangenheit in die Zukunft. Schauen Sie dazu unbedingt den Film: »Und täglich grüßt das Murmeltier«. Das ist der Schlüssel: den Geist zu trainieren und zu verhindern, dass er sich in Gedankenspielen verliert. Indem wir unsere Aufmerksamkeit bewusst lenken und uns nicht mehr von ablenkenden Gedanken abbringen lassen, gewinnen wir an innerer Klarheit und an Fokus. Dies eröffnet uns die Möglichkeit, uns auf den gegenwärtigen Moment zu konzentrieren und unsere Energie in konstruktive Bahnen zu lenken. Das Training des Geistes ermöglicht es uns, präsent zu sein und bewusste Entscheidungen zu treffen, anstatt uns von automatischen Denkmustern und Ablenkungen steuern zu lassen.

Machen wir uns dazu bewusst: Leid gibt es nicht ohne die Gedanken an das Leiden. Und diesen Zustand können wir wie einen Muskel immer wieder trainieren. Wir haben bereits gelernt, dass wir nicht unsere Gedanken **sind**, sondern wir **haben** Gedanken. Und auch, dass wir diese wie Wolken am Himmel einfach vorüberziehen lassen können. Wir *müssen* uns nicht damit identifizieren. Wir dürfen lernen, diese zu beobachten. Sobald Sie aus der Beobachterrolle abschweifen, nehmen Sie das wahr und gehen wieder zurück in das Beobachten. Sie können sich fragen:

Wo bin ich gerade, was tue ich gerade und was sehe ich? Zack, sind Sie präsent im Augenblick. Indem Sie das täglich sooft wie möglich beharrlich trainieren, werden Sie feststellen, dass es Ihnen gelingt, immer mehr im Augenblick zu sein. Ihnen wird sehr viel schneller bewusst, wenn Ihre Gedanken aus der Gegenwart abschweifen.

Das ist Ihr Schlüssel zur Freiheit. Seien Sie ab jetzt der bewusste Beobachter.

Um das in Meisterschaft zu leben, dürfen Sie lebenslang trainieren, bis Sie ganz automatisch einen Zustand erreichen, in welchem Sie stets und ganz gegenwärtig sind. Geben Sie nicht auf, das zu üben, auch ich bin ein Schüler und trainiere es weiterhin tagtäglich. Wir stehen gemeinsam auf der Übungsmatte. Aus diesem Grund darf ich Ihnen sagen, dass nichts lohnender ist als dieses Training. Es schenkt Ihnen den Augenblick, das Leben, die Freude, das Hier und Jetzt. Das Einzige, das wirklich zählt.

In diesem Moment liegt alles,
was wir haben.

Gestern ist vergangen und morgen gibt es nicht. Dazu möchte ich Ihnen eine kleine Anekdote aus Paris erzählen.

Dort hat ein Restaurantbesitzer draußen vor seinem Laden ein großes Schild aufgestellt. Darauf stand:

»Morgen können Sie hier gratis essen und trinken.«

Die Menschen waren beeindruckt. Jeden Tag gingen unzählige Leute daran vorbei und haben sich auf morgen gefreut. Denn morgen können Sie ja dort gratis essen und trinken. Fantastisch, dachte sich auch ein Touristenpärchen aus Deutschland. Der Mann sagte zu seiner Frau: »Morgen werden wir hier zu Gast sein, denn es ist alles gratis.« So bestellten Sie einen Tisch für den nächsten Tag, zum Abendessen um 18.00 Uhr. Voller Vorfreude und schick gemacht zum Ausgehen, trafen sie am nächsten Tag pünktlich ein.

Mit Verwunderung nahmen Sie zur Kenntnis, dass das Schild wieder draußen stand: »Morgen können Sie hier gratis essen und trinken.«

Das Pärchen fragte sich noch, wie denn wohl dieses Gratiskonzept aufgehen könne, und betrat das Restaurant. Da kam der freundliche Besitzer und begrüßte die beiden herzlich. Er sprach sogar deutsch. Daraufhin sagte der Mann zu dem Besitzer: »Wir freuen uns schon seit gestern, heute bei Ihnen gratis essen zu dürfen.« Der Besitzer schaute ihn an und musste sein Lachen etwas verkneifen, denn das passierte natürlich täglich in seinem Restaurant. Er nahm das Pärchen in den Arm und sagte:

»Nein, heute gibt es nichts gratis, erst morgen.«

Als sich der Mann gerade aufregen wollte, ging er mit beiden raus zu dem Schild und sagte: »Schauen Sie doch, da steht es. Morgen können Sie hier gratis essen und trinken. Dort steht nicht ›heute‹.« Er lächelte verschmitzt und das Pärchen musste auch lächeln. Sie fingen herzhaft an zu lachen und hatten soeben die eindrucksvollste Lektion ihres Lebens bezüglich der Zeit bekommen.

»Es gibt kein morgen. Dieser Moment ist alles, was wir haben.«

Die Zukunft ist eine Zeitform, die es nur in unseren Köpfen gibt. Was planen wir nicht alles für irgendwann und dann kommt alles sowieso ganz anders. Es gibt nicht wenige Menschen, die sich tagtäglich durch ihr Leben schleppen und sich auf Dinge freuen, die wahrscheinlich niemals eintreten werden. Die Gedanken schweifen stets und ständig in ein: »Wenn erst mal Urlaub ist, dann ist alles schön« oder: »Wenn ich endlich in Rente bin, fange ich an zu leben und mache eine Weltreise.« Montags auf der Arbeit wird schon das Wochenende herbeigesehnt und so verfliegt die Schönheit jedes Augenblicks.

Wie soll Ihnen das Leben etwas schenken, wenn Sie nicht hier sind?

So entgehen uns die Wunder, die sich täglich ereignen, während wir wie ferngesteuert in einem Film umhergehen und unsere Gedanken ständig in der Vergangenheit oder Zukunft verweilen.

Das Spannende am Leben ist doch, dass wir eigentlich gar nichts wissen. Wie lange hält meine Partnerschaft, gibt es die Firma, in der ich arbeite, bis zur Rente überhaupt noch? Bleibe ich gesund und wann sterbe ich? Wir wissen gar nichts, und das ist das Leben. Und weil wir nicht wissen, wie lange wir irgendetwas tun dürfen, können wir es uns gar nicht erlauben, unser kostbarstes Gut, unsere Lebenszeit zu verschwenden. Es ist doch Wahnsinn, nicht jetzt zu leben, es ist Wahnsinn, nicht jeden Augenblick in der Gegenwart zu genießen. An dieser Stelle möchte ich Ihnen dringend das Buch von Bronnie Ware

empfehlen: »5 Dinge, die Sterbende am meisten bereuen«. Denn der allergrößte Wahnsinn ist, nicht vollkommen gelebt zu haben. Die meisten Menschen auf dem Sterbebett bereuen nicht die Dinge, die sie getan haben, sondern die Dinge, die sie nicht getan haben.
Lesen Sie die Geschichten und machen Sie sich bewusst, ob Sie das wirklich wollen. Stellen Sie sich vor, Sie liegen dort und alles, was Sie noch tun und sagen wollten, ist nicht mehr möglich. 2022 ist mein Papa an Krebs gestorben, mit 58 Jahren. Aus diesem Grund ist mir dieses Thema besonders wichtig und sein Tod ein Anlass, um uns alle wachzurütteln und an die Sterblichkeit von uns Menschen zu erinnern. Er hat gesund gelebt, war ein unglaublich liebevoller Mensch, ein wundervoller Gesprächspartner. Ein Papa, wie man ihn sich nur wünschen kann. Oft ist es bei sehr liebevollen Menschen so, dass sie sich selbst ein wenig vergessen.

Es ist so wichtig zu verstehen, dass wir niemandem helfen und dienen können, wenn es uns selbst nicht gut geht.

Sie kennen die Durchsagen im Flugzeug, dass wir uns zuerst die Maske aufsetzen sollen, bevor wir uns um Mitreisende kümmern. Das ist natürlich sinnvoll, wie wollen wir unseren Mitmenschen helfen, wenn wir es nicht (mehr) können? Und so habe ich nach einjähriger Chemotherapie-Behandlung den Schmerz meines Papas gesehen. Ich meine damit nicht die ungeheuren Schmerzen durch die Krankheit, sondern die Schmerzen seiner letzten Tage, in denen er nicht loslassen konnte. Auch er hatte noch so viele Träume, wollte verreisen und die Welt sehen. Und auch er hat das alles auf später verschoben, irgendwann in die Zukunft. Es waren keine Worte notwendig, um die Sehnsucht seiner Augen zu beschreiben für all die unerfüllten Wünsche. Aus diesem Grund ist er für mich ein Leuchtturm, mich täglich daran zu erinnern, zu leben und zu lieben. Und das geht nur jetzt in diesem Augenblick.

Sodann machen wir uns bewusst: Ein Leben ohne Sorgen und Angst ist möglich, wenn wir nicht mit unseren Gedanken in die Vergangenheit oder Zukunft reisen.
So verhält es sich mit der Zukunft ähnlich wie mit dem Leiden aus der Vergangenheit, im Hier und Jetzt können Sie keine Angst haben. Erst wenn Sie sich etwas vorstellen, das in der Zukunft passieren könnte, kann Angst entstehen.

Als Beispiel können wir jeden Lebensbereich auswählen, denn das Prinzip dahinter verläuft immer gleich. Nehmen wir das Thema Arbeit: Ihr Chef holt Sie zu einem Gespräch ins Büro und sagt Ihnen, dass sich Ihr Aufgabenbereich verändern wird, da das Unternehmen marktsituativ angepasst wird. Nun haben Sie die letzten acht Jahre ein und dasselbe getan, schon während des Gesprächs kommt in Ihnen Angst hoch. Ihr Chef erzählt Ihnen von den neuen Visionen des Unternehmens und lädt Sie dazu ein, diese aktiv mitzugestalten. Weiterhin macht er deutlich, sich von Mitarbeitern zu trennen, die für den notwendigen Umbruch nicht genug Bereitschaft mitbringen. Er wünscht sich von unserer Freundin, dass sie mehr Verantwortung übernimmt und ein eigenes Team leitet. Was für eine großartige Chance, wenn da nicht die Angst wäre.

»Ob du denkst, du kannst es,
oder du kannst es nicht:
Du wirst auf jeden Fall recht behalten.«

Henry Ford

Sie fährt nach Hause und spürt immer mehr Druck im Hals und in der Brustgegend. Ihre Gedanken kreisen wie wild in der Zukunft umher, sie sieht keine Möglichkeit, das ihr Aufgetragene zu schaffen. In der Nacht kann sie nicht schlafen, ihre Angst raubt ihr jegliche Energie. Sie denkt sich: »Was, wenn das schiefgeht und ich gekündigt werde? Wie soll ich meine Wohnung bezahlen?« Die ausgedachten, in der Zukunft liegenden Horrorszenarien werden immer wilder und größer. Sie ist nicht mehr hier, der Körper schon, ihre Gedanken nicht. So kann sie nicht sehen und fühlen, dass hier und jetzt alles gut ist. Im Prinzip ist nichts passiert, nur ein Gespräch mit einer großartigen Chance für ihr zukünftiges Leben. So könnte sie jetzt damit anfangen, sich auf diese Möglichkeit vorzubereiten, mit Freude und Hingabe zu lernen, alles, was gerade um sie herum und mit ihr passiert, zu genießen. Was wäre denn das Schlimmste, das passieren könnte? Sie wird tatsächlich gekündigt. Ja und, dann wartet eine schönere Aufgabe auf sie. Niemand weiß, was in der Zukunft passieren wird, also bleiben wir doch hier, wo das Leben stattfindet.

»In der Gegenwart.«

Vielleicht kennen Sie das auch: Es geschieht im Leben etwas, womit wir nicht gerechnet haben und nicht einverstanden sind. Eine richtig schwere Krise, eine Trennung, eine Krankheit, der Verlust eines geliebten Menschen. In diesem Moment glauben wir, wir wüssten irgendetwas. Hadern mit dem Leben und sagen: »Das kann doch nicht sein! Warum ich?« Wir verfallen der Bewertung, dass etwas nicht richtig sei, doch kann es sein, dass wir es überhaupt nicht wissen können. Schauen Sie bitte selbst auf Ihre allergrößten Lebenskrisen zurück.

So schmerzhaft diese waren, haben sie rückwirkend betrachtet Ihr Leben nicht maßgeblich verändert. Wie oft übersehen wir Botschaften des Lebens, die uns vor einer Lebenskrise immer wieder gesandt wurden. Ja, ich kenne das nur zu gut: sie werden übersehen, weggedrückt oder betäubt. Und dann bleibt dem Leben gar keine andere Wahl, als eine deutliche(re) Botschaft zu schicken. Wir dürfen uns ebenso bewusst werden, dass wir die Absicht des großen Plans nicht kennen können. Schauen Sie bei einer klaren Nacht hoch in den Sternenhimmel, diese Schönheit und die unendliche Weite. Ich bin überzeugt, alles im Leben passiert für uns. In diesem grenzenlosen, wunderschönen Universum folgt alles den universellen Gesetzen. Ich selbst hatte einige essenzielle Lebenskrisen, welche mich an den Rand des Weiterlebens geführt haben, und deswegen bin ich überzeugt davon:

Hinter jedem Chaos steckt
eine höhere Ordnung.

Denn wenn das alles, was war, nicht passiert wäre, würde ich jetzt nicht dieses Buch schreiben und ein wundervolles, erfülltes Leben in tiefer Dankbarkeit führen. Die spannende Frage, auf die ich noch keine Antwort kenne, ist diese: Ist es möglich, dass wir unser kollektives Bewusstsein so weit anheben, dass wir diese schweren Krisen gar nicht mehr brauchen, um zu lernen und aufzuwachen? Oder ist das einfach Part des menschlichen Daseins? Wir werden sehen.

So machen wir uns bewusst: Um vollkommen im Hier und Jetzt bewusst zu leben, dürfen wir unseren Geist trainieren und beginnen, der Beobachter in unserem Leben zu sein. Es gilt, sich nicht mehr mit den Gedanken zu identifizieren und somit das ständige Abschweifen nicht mehr zuzulassen. Wir trainieren die Wahrnehmung und das Beobachten. Dazu ist es notwendig, unseren »Affen im Kopf« zu beruhigen. Dies tun wir mit unserer Übung aus Kapitel 1, die ich Ihnen unbedingt als tägliches Ritual empfehlen möchte. Ich schreibe nur Dinge, die ich selbst lebe. Damit einhergehend darf ich Ihnen mitgeben, dass diese einfache Übung, meinen Atem zu beobachten, mein Leben am allermeisten positiv verändert hat. Anfangs bin ich bei dieser Übung fast wahnsinnig geworden, mittlerweile ist es für mich ein bewusster Kurzurlaub und ein Ankommen in mir selbst, in meine stille Essenz. Wir haben gelernt, dass die Wahrheit im Leben einfach ist. So gönnen Sie sich 15 Minuten tägliche Stille als festen Kalendereintrag. In dieser Zeit ist ihr Handy auf Flugmodus und niemand auf der Welt hat das Recht, Sie in dieser Zeit zu stören. Sie atmen ein und Sie atmen aus, nichts weiter. Ihr Fokus liegt vollkommen darauf, Ihren Atem zu beobachten. Sie werden sehen: Nach und nach werden sich Ihre Gedanken beruhigen und Sie werden zunehmend gegenwärtig. Das ist wie Magie, weil Sie dadurch wieder lernen, sich selbst zu spüren und vollkommen hier zu sein. Sie nehmen wahr, was zu tun ist, und sind empfangsbereit für die Geschenke des Lebens.

Was bedeutet das Hier und Jetzt konkret?

Die Gegenwart ist der einzige Zeitpunkt, an dem Leben wirklich stattfindet. Unser Atem ist Leben, wir kommen auf die Welt und nehmen unseren ersten Atemzug. Wir verlassen die Welt mit unserem letzten Atemzug. Wir können nur hier und jetzt atmen. Wenn wir unseren Fokus auf unseren Atem legen, sind wir voll hier, im Moment. In dieser Gegenwart sind weder Ängste noch Sorgen wahrnehmbar, alles ist in seiner natürlichen Ordnung.

Der gegenwärtige Augenblick ist der Moment, in dem wir tatsächlich leben und erfahren. In diesem Moment gibt es nur Sie, es existieren keine Vergangenheit, keine Begrenzungen, keine Zukunft und kein Leid.

Im Hier und Jetzt präsent zu sein bedeutet, unsere volle Aufmerksamkeit auf den gegenwärtigen Moment zu lenken und ihn bewusst zu erleben, ohne von Gedanken über die Vergangenheit oder Zukunft abgelenkt zu werden. Diese bewusste Präsenz ermöglicht uns eine tiefere Verbindung zu uns selbst und unserer Umgebung. Indem wir den Moment bewusst wahrnehmen, können wir die Schönheit und Bedeutung des Augenblicks erkennen und eine tiefere Erfüllung und Harmonie in unserem Leben erfahren. Es eröffnet uns die Möglichkeit, das Leben in seiner ganzen Fülle zu genießen und unser inneres Wachstum zu fördern.

Leben im Hier und Jetzt bedeutet auch, sich von Ablenkungen und Stress zu befreien und sich auf das zu konzentrieren, was gerade passiert. Es ist eine Möglichkeit, das Leben dankbarer und erfüllter zu erleben. Dadurch lernen wir unsere Gedanken und Emotionen besser zu verstehen und zu kontrollieren.

Dies ermöglicht uns ein Gefühl von innerem Frieden. Es hilft uns, das Leben in einer tieferen und bedeutsameren Art und Weise zu erleben, indem wir uns auf die kleinen Dinge konzentrieren und sie vollkommen schätzen. Die Schönheit des Augenblicks drückt sich in jedem Atemzug aus, das Wahrnehmen des Windes und die Strahlen der Sonne sind nur jetzt spürbar. Es ist die Befreiung unseres Egos und das Ankommen in uns selbst.

Was bedeutet Zeit?

Ich habe Ihnen im vorherigen Kapitel gesagt, dass Zeit, wie wir sie kennen, eine Illusion ist. Uns darf bewusst sein, dass die Uhrzeit eine menschliche Erfindung war, um Struktur und Verbindlichkeit ins Leben zu bringen. Und so, wie lange Zeit behauptet wurde, dass die Erde eine Scheibe ist, wissen wir heute, dass dem nicht so ist. Ich kann das Thema nicht beweisen und Sie müssen dem keinerlei Beachtung schenken. Aus meiner Sicht wäre das Kapitel über die Zeitformen nicht vollständig, wenn ich das Thema *lineare* und *vertikale* Zeit nicht ansprechen würde. Ich erkläre dies aus meinem Verständnis heraus und habe beim Schreiben dieser Zeilen feststellen dürfen, dass der Versuch, etwas zu erklären, was der eigene Verstand nicht richtig greifen kann, ein große Herausforderung ist.

Lineare Zeit

Die lineare Zeit ist eine Vorstellung, bei der die Zeit in einer geradlinigen Weise voranschreitet, wie eine unaufhaltsame Uhr. Dies bedeutet, dass alles, was in der Vergangenheit passiert ist, nicht mehr geändert werden kann, und alles, was in der Zukunft passieren wird, noch nicht bestimmt ist. Die lineare Zeit stellt uns vor, dass wir uns von der Geburt an bis zum Tod durch die Zeit bewegen, ähnlich wie wir uns durch den Raum bewegen. So beschreibt sie eine Zeitstrecke, auf der sich der Mensch immer in dieselbe Richtung bewegt, wie auf einer geraden Linie. Diese Vorstellung von Zeit ist einfach und verständlich, und sie hilft uns, unser Verständnis von Ereignissen und Prozessen zu ordnen. Es ist jedoch wichtig zu beachten, dass es andere Vorstellungen von Zeit gibt. In der Philosophie und in bestimmten Teilen der modernen Physik wird die Vorstellung einer linearen Zeit infrage gestellt. So gibt es bereits in der Relativitätstheorie durch Albert Einstein die Idee, dass die Zeit von der Gravitation beeinflusst wird. Somit können wir sagen, dass wir in der linearen Zeit den Moment verpassen, der jetzt gerade stattfindet. Wir leben unser Leben, Tag für Tag. So wissen wir aus unseren vergangenen Erfahrungen, wer wir sind, was wir können und wie wir uns unsere Zukunft vorstellen. Wir beschäftigen uns in Gedanken oft noch mit der Vergangenheit und übertragen diese in die Zukunft.

Vertikale Zeit

In der vertikalen Zeit dagegen können wir die Zeit als eine andere Dimension ansehen, die nicht nur linear, sondern auch vertikal verläuft. Dies bedeutet, dass die Zeit in Beziehung zu anderen Dimensionen steht, wie dem Raum. Es ist so, als ob die Zeit aus mehreren Ebenen bestehen würde, die ineinander übergehen, und die Vergangenheit, Gegenwart und Zukunft ein Teil dieser Ebenen wären. Die vertikale Zeit betrachtet die Zeit als Teil eines größeren kosmologischen Systems, das mit anderen Teilen des Universums verbunden ist. Die vertikale Zeit ist eine komplexere und umfassendere Sicht auf die Zeit und bietet uns die Möglichkeit, diese als Teil eines größeren Systems zu betrachten. Ganz einfach ausgedrückt bedeutet vertikale Zeit, in der Gegenwart anzukommen. Diese Art der Zeit in voller Gegenwärtigkeit, vertikal, geht davon aus, dass alles gleichzeitig jetzt geschieht. Vielleicht konnten Sie diesen Ansatz einer solchen Erfahrung schon einmal während eines sogenannten Déjà-vus erleben. Oder auch bei einem Tagtraum, in dem alles wirklich und jetzt passiert ist. Lassen wir die Eindrücke der vertikalen Zeit zunächst einmal so stehen und machen uns zu diesem Kapitel bewusst:

Ohne die Gedanken an gestern und morgen gibt es ein Leben ohne Leid und Zukunftssorgen.

Das Thema »Zeit« ist unfassbar spannend. Sofern Sie sich tiefer mit der Thematik der Gegenwärtigkeit beschäftigen wollen, empfehle ich Ihnen die Lektüre von Eckhart Tolle: »Jetzt! Die Kraft der Gegenwart«. Damit einhergehend möchte ich dieses Kapitel abschließen und Sie dazu einladen wahrzunehmen, wann Sie in Ihrem Leben nicht voll hier sind, und zu trainieren, im Jetzt zu sein. Es wird Ihr Leben befreien und Ihnen zunehmend inneren Frieden und Glückseligkeit schenken. Sie haben jetzt das grundlegende Wissen zum Schlüssel der Freiheit. Bleiben Sie der bewusste Beobachter und werden Sie nicht müde, sich beim Abschweifen zu ertappen, um sich anschließend immer wieder korrigieren zu können.

Was sind Ihre wichtigsten Erkenntnisse aus diesem Kapitel?

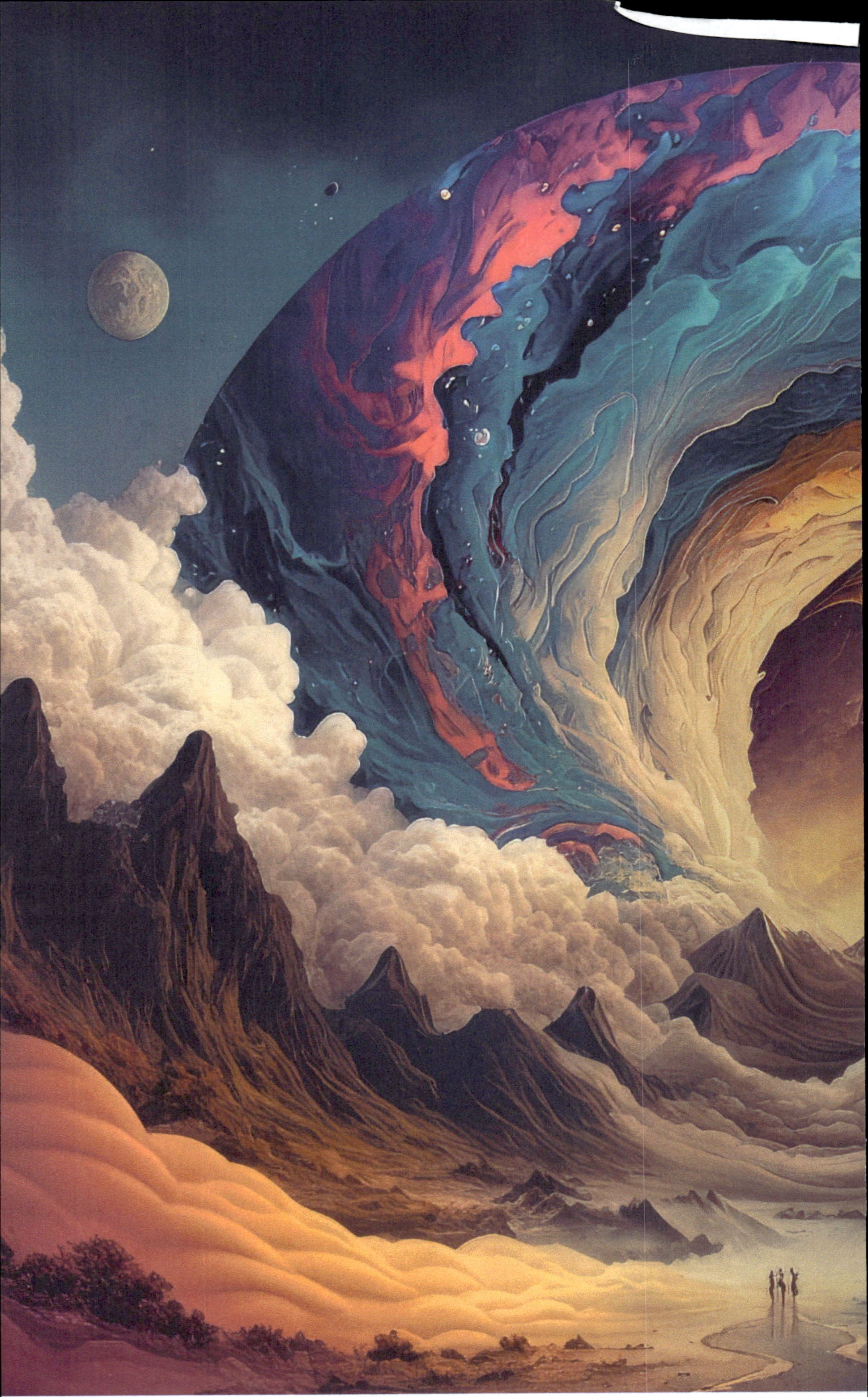

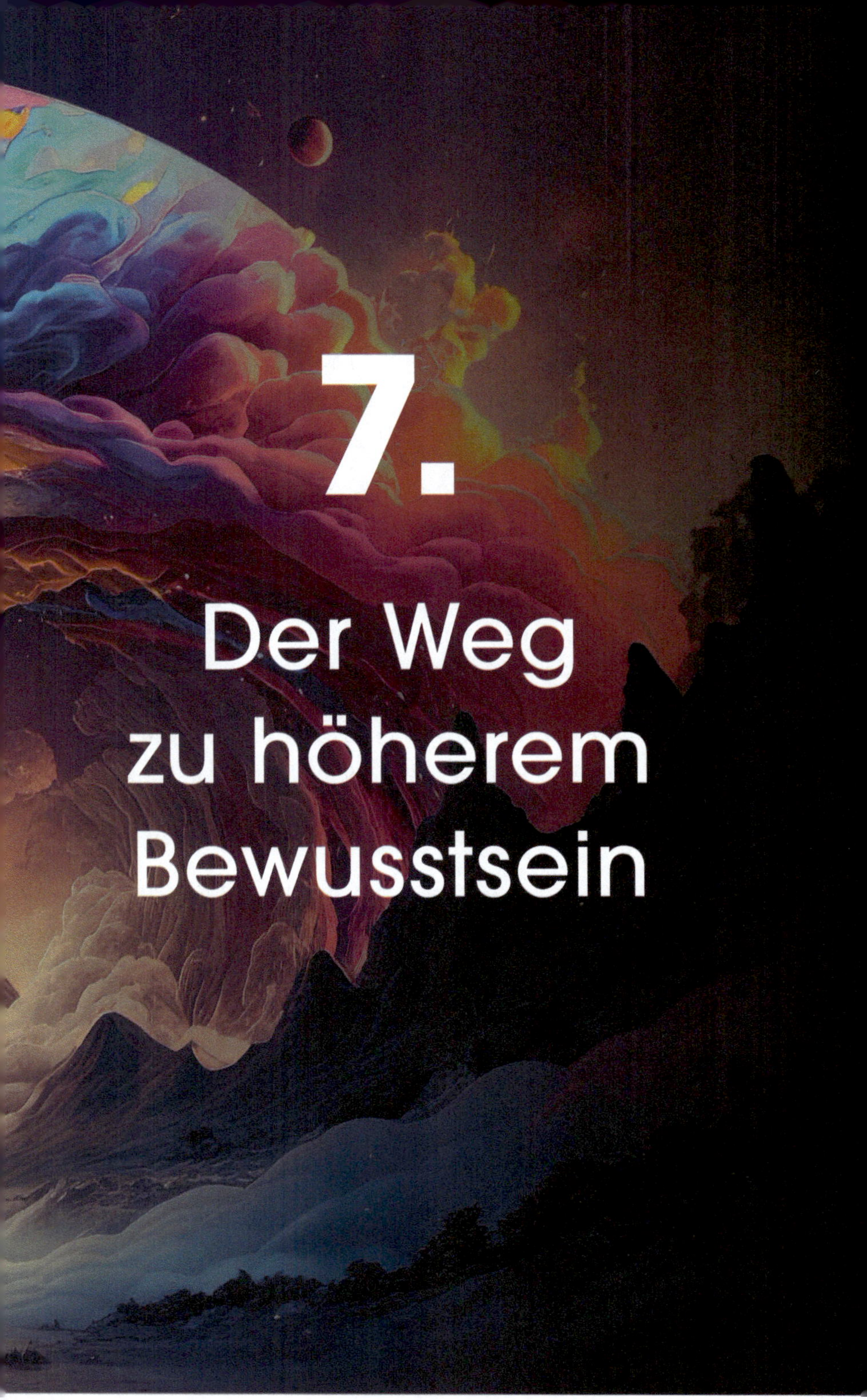

7.

Der Weg zu höherem Bewusstsein

Liebe Leser, ab hier wird es magisch.

Stellen Sie sich den Weg zu höherem Bewusstsein wie eine endlose Spirale vor. Ken Wilber hat das in seinem Buch »Integrale Lebenspraxis« hervorragend beschrieben. In unseren verschiedenen Lebensabschnitten werden Sie feststellen, dass sich unser Bewusstsein weiterentwickelt: vom egozentrischen Bewusstsein mit der Geburt zum ethnozentrischen Stammesdenken über das weltzentrische, globale Denken bis hin zum kosmozentrischen Bewusstsein und der Verbundenheit mit allem.

Was bedeuten die vier Zentren?

Egozentrisches Bewusstsein bezieht sich auf eine Denkweise, bei der eine Person ihre eigene Perspektive und ihre Erfahrungen als die einzig geltenden betrachtet und Schwierigkeiten damit hat, die Perspektiven anderer zu verstehen oder anzuerkennen. Dies kann zu einem Mangel an Empathie und Verständnis führen und das zwischenmenschliche Verhalten (negativ) beeinträchtigen. Egozentrisches Bewusstsein ist besonders bei Kindern und Jugendlichen in der Entwicklungsphase üblich, kann aber auch bei Erwachsenen auftreten. Wie das Wort »egozentrisch« schon beschreibt, ist in diesem Zentrum alles ichbezogen.

Ethnozentrisches Bewusstsein bezieht sich auf eine Denkweise, bei der eine Person die Überlegenheit und Dominanz ihrer eigenen ethnischen oder kulturellen Gruppe über andere Gruppen annimmt und andere Kulturen als minderwertig betrachtet. Dies kann zu Vorurteilen, Diskriminierung und rassistischem Verhalten führen. Ethnozentrisches Bewusstsein kann sowohl auf individueller als auch auf kollektiver Ebene auftreten und durch Bildung und kulturellen Austausch überwunden werden. Ethnozentrisches Bewusstsein ist ebenfalls noch sehr ichbezogen, wenngleich hier zumindest der »Stamm«, das Umfeld, einbezogen wird.

Weltzentrisches Bewusstsein bezieht sich auf eine Denkweise, bei der eine Person in der Lage ist, über ihre eigene Kultur, Ethnie oder Nation hinauszublicken und eine globale Perspektive einzunehmen. Menschen mit einem solchen Bewusstsein erkennen, dass globale Probleme wie Klimawandel, Armut und soziale Ungerechtigkeit Auswirkungen auf alle Menschen und Regionen der Welt haben. Das *weltzentrische Bewusstsein* wird oft als ein höheres Entwicklungsstadium des Bewusstseins angesehen und kann durch Bildung, interkulturellen Austausch und persönliche Erfahrungen gefördert werden. Wir können auch sagen, dass in diesem Zentrum des Bewusstseins das erste Mal von einer »Menschenfamilie« gesprochen wird.

Kosmozentrisches Bewusstsein bezieht sich auf eine Denkweise, bei der eine Person die Interdependenz und Vernetzung aller Dinge und Systeme in der gesamten Kosmosphäre anerkennt und respektiert. Diese Denkart geht über die globalen Probleme und Herausforderungen hinaus und umfasst die Wechselwirkungen zwischen allen Ebenen des Seins, einschließlich der physischen, mentalen, spirituellen und kosmischen Dimensionen. Eine Person mit kosmozentrischem Bewusstsein erkennt auch die Verbindung zu allem, was existiert, und betrachtet das Universum als ein zusammenhängendes, sich entwickelndes Ganzes. Dies können wir als ein höheres Entwicklungsstadium des Bewusstseins betrachten, das von einer tiefen Wertschätzung für die Vielfalt des Kosmos geprägt ist. Dieses Zentrum trägt dazu bei, ein tieferes Verständnis von Sinn und Zweck im Leben zu erlangen sowie die Verantwortung für die Erhaltung und Entwicklung der Welt und des Kosmos zu übernehmen. Ab hier ist uns bewusst, dass alles miteinander verbunden ist.

So gilt es, an dieser Stelle festzuhalten, dass kein Mensch beschreiben kann, ob es eine Denkweise über die *kosmozentrische* hinaus gibt und wie weit die Spirale des Bewusstseins geht. Wahrscheinlich ist sie endlos. Wenn wir in diesem Zusammenhang an Jesus, Buddha, Krishna und Laotse denken, können wir das Wort »Erleuchtung« nutzen, um zu versuchen, etwas zu beschreiben, das mit Worten nicht zu erklären ist, zumindest nicht für den Verstand. Die größten Mystiker, Philosophen und spirituellen Gelehrten haben schon oft versucht, in Form von Sprache und Wörtern auszudrücken, was nur erfahren werden kann.

So sind komplizierte Texte entstanden, die für noch mehr Verwirrung sorgen, zumindest taten sie das bei mir.

Seien Sie einfach offen für moderne Spiritualität und den Zustand des Nicht-Wissens. Und wenn Sie Lust haben, gehen Sie tiefer in Meditation, Trance-Tänze oder ähnliche Rituale. Probieren Sie es einfach aus. Wenn die Zeit reif ist, werden auch Sie Erfahrungen machen, für die keine Sprache der Welt genug Beschreibungen liefern kann. Meist geht der Weg nach oben einher mit Neugier auf die Natur und die Wissenschaft und mit der Bereitschaft, die eigenen Vorstellungen und Perspektiven aufzugeben, um ein tieferes Verständnis für die Natur und das Universum zu erlangen. Wichtig ist: Es kann nichts erzwungen werden, bleiben Sie entspannt und geben Sie sich dem, was Sie tun, voll hin. Momente der Erleuchtung können beim Abwaschen passieren. Tun Sie das, was Sie tun, so vollkommen und bewusst wie möglich, das ist alles.

Sodann lassen Sie uns den Weg zu höherem Bewusstsein starten.

Dies wird dazu dienen, ein tieferes Verständnis zu entwickeln und sich selbst aus den verschiedenen Bewusstseinszentren heraus zu beobachten. Die Beschreibung der Bewusstseinszentren bietet einen Einblick in die grundlegenden Verhaltensmuster, die mit jedem Zentrum verbunden sind. Es ist wichtig zu betonen, dass ich im Anschluss meine eigene Interpretation der Pfade und Zentren darlege.

Wie Sokrates einst treffend sagte: »Ich weiß, dass ich nichts weiß.«

Auch ich bin ein Suchender, der seine Gedanken dazu niederschreibt. Meine Worte sollen als Inspiration dienen, sich tiefer mit diesem Thema auseinanderzusetzen. Ich lade Sie ein, beim Lesen Freude zu empfinden und spielerisch zu erkennen, in welchen Bewusstseinsebenen Sie sich derzeit überwiegend aufhalten. Bedenken Sie dabei, dass alles genau richtig ist, so, wie es jetzt ist, und seien Sie sich dennoch bewusst, dass sich alles, was ans Licht kommt (Bewusstwerdung), entspannen und auflösen kann.

Die verschiedenen Bewusstseinszentren ermöglichen uns, unsere Gedankenmuster genauer zu betrachten und zu verstehen, aus welchem Zentrum heraus wir handeln. Dabei werden auch die vier grundlegenden Zentren der Bewusstseinsebenen näher betrachtet. Es ist faszinierend zu erkennen, dass wir nicht unsere Gedanken **sind**, sondern dass wir Gedanken **haben** und diese wahrnehmen können. Diese Erkenntnis eröffnet uns die Möglichkeit, unsere Gedanken bewusst zu lenken und mit positiven Sätzen zu füllen.

Die Kenntnis über diese Bewusstseinszentren kann unseren Geist öffnen und unsere Wahrnehmung der Welt verändern. Wir werden beginnen, die reine Schönheit des Lebens zu erkennen und die Welt mit anderen Augen zu sehen. Es wird deutlich, dass unser Bewusstsein unseren Zustand und unsere Wahrnehmung beeinflusst. Mit diesem Wissen können wir die Realität erschaffen, die wir erleben möchten. Es ist eine besondere Kraft und der Schlüssel zu einem glücklichen und selbstbestimmten Leben.

Die Bewusstseinszentren repräsentieren verschiedene Aspekte unseres Bewusstseins und beeinflussen maßgeblich unser Denken, Fühlen und Handeln. Jedes Zentrum ist mit bestimmten Erfahrungen, Motivationen und Verhaltensweisen verbunden. Indem wir uns dieser Bewusstseinszentren bewusst werden, können wir tiefer in unser inneres Selbst eintauchen und unsere Bewusstseinsebenen erweitern.

Das Sicherheitszentrum befasst sich mit der Suche nach Stabilität, Schutz und materieller Sicherheit. Das Sinnesreizzentrum ist auf die Erfüllung unserer sinnlichen Bedürfnisse und Vergnügungen ausgerichtet. Das Machtzentrum strebt nach Dominanz, Kontrolle und Prestige. Im Zentrum der Liebe erfahren wir die Verbindung zu anderen Menschen und die Fähigkeit, bedingungslos zu lieben und anzunehmen.

Das Zentrum der Fülle eröffnet uns die Wahrnehmung, dass wir bereits alles haben, was wir brauchen, und dass wahre Fülle im Hier und Jetzt erfahren werden kann. Das Zentrum der bewussten Wahrnehmung ermöglicht uns, uns selbst und unsere Umgebung objektiv zu beobachten, ohne von Emotionen oder Äußerlichkeiten beeinflusst zu werden. Und schließlich führt uns das Zentrum des kosmischen Bewusstseins zur Erkenntnis unserer Verbundenheit mit allem Leben und zur Erfahrung von Liebe, Frieden und Weisheit.

Diese Bewusstseinszentren bieten uns die Möglichkeit, unser Bewusstsein auf höheren Ebenen der Liebe und des Eins-Seins zu erweitern. Indem wir uns bewusst für eine

Ausrichtung auf diese höheren Bewusstseinsebenen entscheiden, können wir unsere Realität bewusst gestalten und unser inneres Potenzial entfalten.

12 Punkte, die auf dem Weg zum höheren Bewusstsein essenziell sind:

1 Zuallererst dürfen wir erkennen (beobachten), wenn wir ein problematisches Verlangen nach Sicherheit, Sinnesreizen und Macht haben, das unser Leben negativ beeinflusst. Hierbei bedarf es absoluter Ehrlichkeit uns selbst gegenüber.

Das Verlangen nach Sicherheit wird dazu führen, uns ständig in einer Komfortzone zu bewegen und uns vor neuen Herausforderungen und Risiken zu schützen. So verhindert das Verlangen, dass wir an uns und unser volles Potenzial glauben. Wir können keine neuen Erfahrungen sammeln, die uns helfen, persönlich zu wachsen. Dazu dürfen wir uns bewusst machen, dass es keine Sicherheit gibt. Sicherheit ist eine Illusion. Wir können nichts wirklich kontrollieren, jedoch liegt in unserem Einflussbereich, wie wir mit den Situationen im Leben umgehen. Und es sind ja gerade die neuen Erfahrungen, die großen Herausforderungen, die uns am meisten wachsen lassen. Lassen Sie den Drang nach übermäßigem Sicherheitsdenken los, wir sind hier, um Erfahrungen zu machen und zu leben.

Das Verlangen nach Sinnesreizen wird dazu führen, dass wir uns in ungesunde Verhaltensweisen flüchten, um uns kurzfristig besser zu fühlen, wie zum Beispiel Alkohol, Drogenmissbrauch, übermäßiges Essen usw. Das kann zu Abhängigkeit oder Gesundheitsproblemen führen und andere negativen Auswirkungen haben. Im Prinzip ist jede Form einer kurzfristigen Betäubung eine Flucht und Verdrängung der äußeren Umstände.

Dies wird allerdings letztlich nur zu größeren Problemen führen. Beobachten Sie sich ganz genau und machen Sie sich bewusst, dass wir uns alle gern selbst sabotieren. Lassen Sie keine Ausreden zu, denn ein solches Verhalten verhindert ein selbstbestimmtes und glückliches Leben. Wir wollen von nichts und niemandem abhängig, sondern der Schöpfer unseres Lebens sein.

Das Verlangen nach Macht wird dazu führen, dass wir uns auf Kosten anderer durchsetzen und uns nicht um ihre Bedürfnisse und Wünsche kümmern. Über die karmischen Auswirkungen, die ein solches Handeln mit sich bringt, werden wir kein dauerhaft glückliches Leben führen können. Aus Macht zu handeln, ist ein Mangel. Dahinter steckt meist ein ängstliches und unreflektiertes Verhalten. So werden wir uns in Beziehungen isolieren und andere Menschen stark beeinträchtigen. In einem solchen Umfeld findet keine Reflexion mit sich selbst statt. Halten wir uns vor Augen: Wir können alles erreichen, wenn wir die richtige Ursache dafür schaffen. Einfach, leicht und miteinander. Wir sind eine Menschheitsfamilie und es ist genug für alle da.

2 Wir dürfen wahrnehmen und beobachten, wenn wir ein Verhaltensmuster haben, mit dem wir versuchen, bewusst unsere Realität zu kontrollieren, indem wir nach Dingen suchen, die uns glauben lassen, dass wir die Welt und die Menschen um uns herum verstehen. Dieses Verhaltensmuster wird zu einem trügerischen Bild der Realität führen und verhindern, dass wir die Welt und die Menschen in unserer Umgebung wirklich erkennen. Wir kreieren unsere Welt mit unseren Gedanken und sehen grundsätzlich nicht »die Welt«, sondern eine Schlüssellochperspektive »unserer Welt« mit all den suchtartigen Erwartungen und Verhaltensmustern, geprägt

durch Glaubenssätze aus der Kindheit und Erfahrungen aus der Vergangenheit. Nur wenn wir uns dessen bewusst werden, können wir den Schleier der Illusion ablegen.

3 Die Herausforderung liegt darin zu erkennen, wenn wir einem roboterhaften und emotionalen Verhaltensmuster nachgehen. Denn dies passiert in der Regel auf Autopilot. Sobald wir lernen, unsere Suchtzwänge jeglicher Art von Gefühlen zu beobachten und zu erkennen, dass wir diese nicht sind, ist überhaupt erst eine Transformation möglich. Dazu dürfen wir verstehen, dass alles und jede Person in unserem Leben ein Spiegel ist. Auch wenn es schmerzhaft sein kann, sich den unangenehmen Emotionen zu stellen, so dürfen wir dazu bereit sein, diese Herausforderung anzunehmen. Wir begrüßen die Gelegenheit, uns in jeder Begegnung bewusst zu machen, was uns zurückhält und was wir ändern dürfen, um uns vom jeweiligen suchthaften Verhaltensmuster zu befreien. Wenn es gelingt, uns von unseren Automatismen zu befreien, können wir ein erfülltes, glückliches und selbstbestimmtes Leben führen.

4 So machen wir uns bewusst, dass wir bereits alles haben, was wir brauchen, um den gegenwärtigen Moment zu genießen. Wir erkennen, dass unsere Gedanken uns oft in der Vergangenheit oder der Zukunft festhalten und uns daran hindern, das Hier und Jetzt vollständig zu erleben. Unser Ziel ist es, uns auf den gegenwärtigen Moment zu konzentrieren und das Leben in vollen Zügen zu genießen. Indem wir achtsam und präsent sind, können wir uns von unnötigen Forderungen und Erwartungen lösen. Wir erkennen, dass wahre Erfüllung und Freude im Hier und Jetzt zu finden sind und nicht in der Erfüllung von äußeren Bedingungen oder im Streben nach

zukünftigen Zielen. Indem wir uns auf das gegenwärtige Erleben konzentrieren und uns von der Vorstellung eines bestimmten Ergebnisses lösen, öffnen wir uns für die Schönheit und den Reichtum des gegenwärtigen Moments. Die Praxis der Achtsamkeit hilft uns, bewusst zu sein und uns auf das zu konzentrieren, was gerade geschieht, ohne Urteile oder Bewertungen. Indem wir uns dem gegenwärtigen Moment voll und ganz hingeben, können wir eine tiefere Verbindung zu uns selbst, zu anderen Menschen und zur Welt um uns herum herstellen. Wir lernen, das Leben mit offenen Sinnen wahrzunehmen, die Schönheit in den kleinen Dingen zu erkennen und die kostbaren Augenblicke des Lebens zu schätzen. Das Loslassen von unnötigen Forderungen und Erwartungen befreit uns von der Last des Strebens und der Enttäuschung. Wir lernen, uns auf das zu konzentrieren, was gerade ist, anstatt uns in Gedanken an die Vergangenheit oder Zukunft zu verlieren. Indem wir im gegenwärtigen Moment präsent sind, können wir bewusster handeln, mitfühlender sein und eine tiefere Erfüllung finden.

5 Wir tragen die Verantwortung für die eigenen Handlungen, für das, was wir erleben, und die Auswirkungen auf uns und unsere Umgebung. Wir erkennen, wie die Erfahrungen und Handlungen durch unsere eigene Programmierung beeinflusst wird. So machen wir uns bewusst, dass unsere Gedanken, Überzeugungen und Verhaltensmuster die Interaktionen mit unseren Mitmenschen gestalten. Wir sind nicht mehr hilflos oder außer Kontrolle, sondern haben die Möglichkeit, bewusste Entscheidungen zu treffen und unser Leben in die gewünschte Richtung zu lenken. In den Begegnungen mit anderen werden wir gespiegelt, so liegt es in unserer Verantwortung, was uns der Lebensspiegel anzeigt.

6 Wir sind in vollständiger Akzeptanz mit allem, was ist, und nehmen unser Selbst wahr. Uns ist bewusst, dass alle Aspekte notwendige Bestandteile auf dem Weg zum Wachstum und einem höheren Bewusstsein sind. Wir erlauben es uns, die Teile unseres Selbst anzunehmen, einschließlich derjenigen, die wir als unvollkommen oder schwierig empfinden. Durch die bewusste Wahrnehmung unserer Gedanken, Gefühle, Worte und Taten, einschließlich derjenigen, die aus unseren emotionalen Suchthaltungen resultieren, erlangen wir ein tiefes Verständnis für uns und unsere Verhaltensmuster. Ziel ist es, uns aus den emotionalen Suchthaltungen zu befreien und in ein höheres Bewusstsein hineinzuwachsen. Alles ist richtig, wie es jetzt ist. Wir erheben uns über den Drang nach Bewertungen und Beurteilungen wie »richtig« und »falsch».

7 Wir machen uns bewusst, dass wir mit allen Menschen unsere wahren Gefühle und Gedanken teilen dürfen, ohne etwas zu verbergen oder zu unterdrücken. Das Verstecken von Gefühlen und Gedanken führt oftmals dazu, dass wir uns von anderen isoliert und getrennt fühlen. Indem wir uns anderen gegenüber wirklich öffnen und unsere wahren Gefühle ausdrücken, können wir eine tiefere Verbindung mit ihnen aufbauen. Wir überlegen nicht mehr taktisch, was wir sagen wollen und was nicht, sondern zeigen uns wahrhaftig. Die Offenheit, uns über alles auszutauschen, ohne Angst vor Verletzlichkeit, schenkt uns Authentizität, Verbundenheit und befreit unser Ego.

8 Wir sind in der Lage, Empathie und Mitgefühl für die Probleme anderer zu empfinden und zu verschenken, ohne dabei von den Emotionen dieser Personen mitgerissen zu werden. Durch liebevolles Lauschen geben wir uns dem

anderen voll hin, denn wir sind eins. Wir verstehen, dass die Herausforderungen, mit denen andere konfrontiert sind, Botschaften enthalten, die uns dabei helfen, sich weiterzuentwickeln. Dem Drama, der Tragik und der Rolle dieser Situation begegnen wir mit einer zentrierten und liebevollen Haltung. Alles ist ein Teil unserer spirituellen Reise und unseres gemeinsamen Wachstums. Wir unterstützen in einer dienenden Energie und verwickeln uns nicht in emotionale Turbulenzen.

9 Wenn wir wahrnehmen und uns im Einklang mit unserer Umgebung verbunden fühlen, können wir frei handeln. Dies geschieht aus einer achtsamen, bewussten und zentrierten Haltung heraus. Wir sind in der Lage, Entscheidungen zu treffen, streben unserem höchsten Wohl und dem unserer Mitmenschen entgegen. Wir handeln nicht emotional, wenn wir beobachten, dass wir aufgebracht sind und uns von unseren suchthaften impulsiven Reaktionen leiten lassen. In einem solchen Moment ist es wichtig, dass wir lernen, uns selbst zu zentrieren und zu beruhigen, bevor wir handeln. Indem wir liebevoll und achtsam sind, können wir unsere Weisheit und unser erweitertes Bewusstsein aktivieren und Wege finden, die uns und anderen dienen, statt uns selbst zu schaden.

10 Wir beruhigen und entspannen unseren Verstand, um empfänglicher für die feineren Energien um uns herum zu werden. Wir lassen uns nicht von unseren Gedanken und Sorgen überfluten, sondern fokussieren uns auf das Hier und Jetzt. Dies tun wir, indem wir unseren Atem wahrnehmen. Durch die Beruhigung des Verstandes können wir unsere Sinne und unsere Wahrnehmung schärfen und eine tiefere Verbindung zu allem aufbauen, was uns umgibt. Das unterstützt uns dabei,

uns mit unserem inneren Wesen zu verbinden und mit allem, was uns umgibt, eins zu werden.

11 Indem wir uns bewusst werden, aus welchen Bewusstseinszentren wir schöpfen, können wir lernen, unsere Energie, Wahrnehmungsfähigkeit, Liebe und unseren inneren Frieden zu steigern. Auf diese Weise erweitern wir unsere Wahrnehmung und verbinden uns tiefer mit unserem Selbst, anderen Menschen und der Welt um uns herum. Wir wachsen in die höheren Ebenen des Bewusstseins hinein und tauchen in den Raum der bedingungslosen Liebe ein. Dadurch wird uns ein tiefer innerer Frieden zuteil.

12 In der kosmischen Ebene unseres Bewusstseins erkennen wir, dass alle Menschen spirituelle Wesen sind, auf einer gemeinsamen Reise der spirituellen Entwicklung und des Erwachens. Jeder Mensch ist Teil eines größeren Ganzen und wir dürfen verstehen, dass wir alle eine Verbindung zueinander und zur Quelle des Universums haben. Wir erweitern unser Bewusstsein um die höheren Ebenen, um die bedingungslose Liebe und das Eins-Sein vollkommen zu erfahren. Es geht darum, jeden Menschen auf seiner Reise zu akzeptieren und zu unterstützen, da wir alle auf unserem Weg der spirituellen Entwicklung sind. Es gibt keine Begrenzung und Abgrenzung mehr, wir sind im Frieden und miteinander verschmolzen. Wir sind im kosmischen Bewusstsein.

Mit diesen Worten geht das Kapitel 7 langsam dem Ende entgegen. Ich möchte Sie dazu einladen, nicht mit Ihrem Verstand darüber nachzudenken, sondern das Gelesene einfach auf sich wirken zu lassen und entspannt zu reflektieren. Das Wissen darüber ist ohnehin in jedem von uns angelegt. Vielleicht hilft es Ihnen, sich daran zu erinnern. Ich wechsle selbst oft noch zwischen den verschiedenen Ebenen. Gerade heute Morgen vor dem Schreiben war ich etwas aufgebracht, das ist menschlich. Allerdings durfte ich spüren, wie sehr mir diese Sätze geholfen haben, mich selbst wieder zu zentrieren. Darum geht es letztendlich in diesem Buch. Ich möchte Ihnen die Möglichkeit schenken, sich in den verschiedenen Lebensphasen und Dramen an das zu erinnern, was uns alle verbindet: an die bedingungslose Liebe und das Eins-Sein. Jegliches Verlangen hindert uns zuverlässig daran, ein erfülltes Leben zu führen und uns selbst und andere zu lieben. Es ist wichtig, dies zu erkennen und in eine gesunde Balance zu bringen. Nehmen Sie dieses Kapitel als Goldschatz auf Ihrem Weg zum Erwachen und Lieben.

Was sind Ihre wichtigsten Erkenntnisse aus diesem Kapitel?

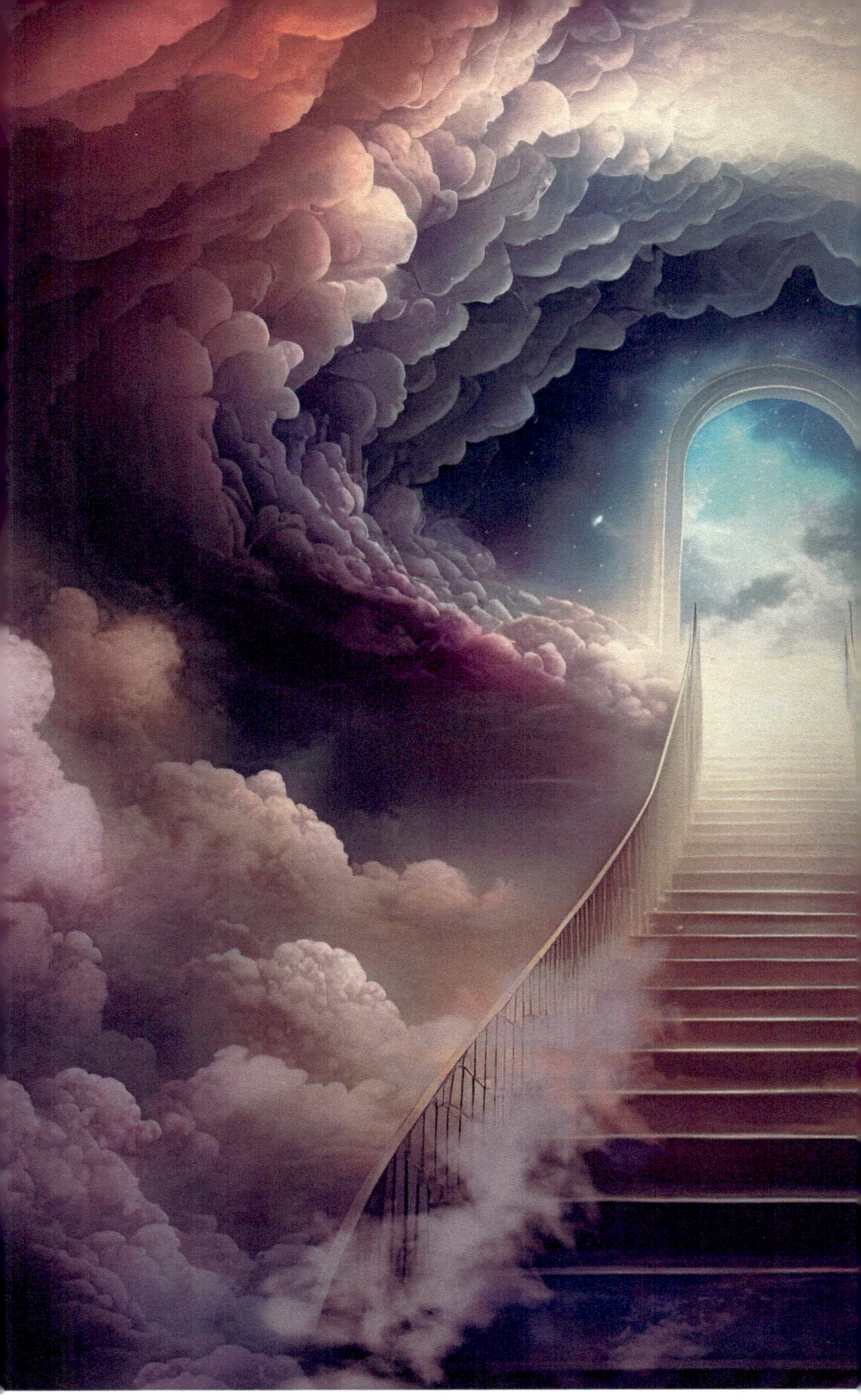

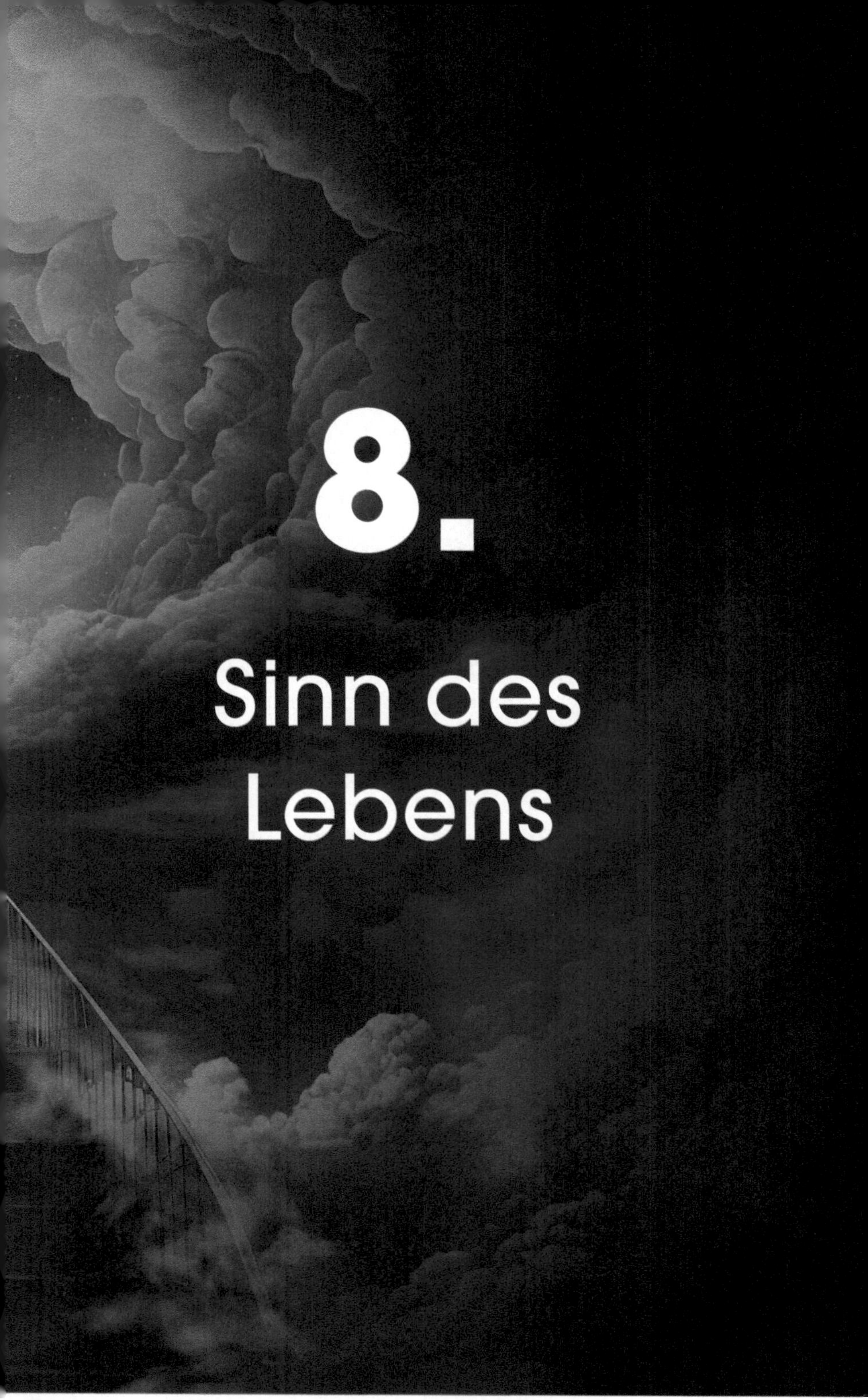

8.

Sinn des Lebens

Die Acht ist meine Lieblingszahl, umso mehr freue ich mich auf dieses besondere Kapitel. Gibt es die eine Antwort auf die Frage, was der *Sinn des Lebens* ist? Ist er für alle gleich? So haben wir schon einmal die richtigen Fragen gestellt. Ich darf Ihnen sagen, ich weiß es nicht. Ich kann Ihnen nur aus meinem jetzigen Sein, aus meinem gegenwärtigen Bewusstseinsstrom, sagen, was ich wahrnehme. Ich bin beim Schreiben dieser Zeilen 40 Jahre jung und kann zumindest ausschließen, dass der Sinn meines Lebens der gleiche ist wie mit 20 Jahren. Das bedeutet für mich, dass der Sinn des Lebens in Korrelation mit der Bewusstwerdung einhergeht. Hätten Sie mich also als Kind danach gefragt, hätte ich Ihnen wahrscheinlich geantwortet: Der Sinn ist, groß zu werden. Dann sind wir groß geworden und der Sinn verschiebt sich, z. B. hin zu dem Wunsch, eine glückliche Familie zu haben, einen erfolgreichen Job, gesund zu sein und Ähnliches. Im Prinzip sind das Ziele und kein Sinn. Bei mir kamen zum ersten Mal Ansätze solcher Fragen auf, nachdem ich meinen Sinn bzw. meine »Ziele« erreicht hatte. Mit 29 Jahren war mein Haus am Wasser gebaut, ich war verheiratet mit einer wunderschönen Frau, hatte zwei gesunde Kinder, einen Baum gepflanzt und einen Hund. Anstatt jedoch vor lauter Glück und Freude zu platzen, wurde ich immer unzufriedener und bekam Krankheiten als Botschaft, die ich lange nicht verstand. So nahm das Spiel seinen Lauf. Ich war unbewusst angesteckt mit der Sinn-Frage. Mein Bewusstsein hat mir klar zu verstehen gegeben, dass mein Weg bis dahin viel gekostet hat. Ich war arrogant und mit einem großen Ego in dieser wunderschönen Welt unterwegs – und die einzige Frage, die ich mir gestellt hatte, war: Was springt für mich dabei heraus? Nun, was soll ich sagen: Nachdem ich dann mehrfach wochenlang vor Schmerzen nicht mehr aus dem Bett hatte aufstehen können, fing ich an, Bücher zu lesen. Meine kleinen Kinder haben an meinem Bett geweint und ich wusste nicht, ob ich je wieder laufen kann. Für mich hat nichts mehr einen Sinn ergeben. Ich war gefangen in der Illusion, die Welt sei nicht gerecht und ich sei so ein armer Mensch mit meinem Leiden. Bis ich gespürt habe, da kann mir niemand heraushelfen außer ich selbst. Dass meine Frau mich heute noch so sehr liebt, grenzt an ein Wunder, denn ich war natürlich in meinem Opfersein ungerecht zu jenen, die es gut mit mir gemeint haben. Mit zunehmender Lektüre verspürte ich einen tiefen Drang nach Veränderung, meine Persönlichkeitsentwicklung begann. Ich habe die Bücher, Seminare und Podcasts nur so verschlungen und wurde zunehmend hoffnungsvoller. So entwickelte ich mich rasant weiter und das trug auch zu mehr Erfolg bei, allerdings wuchs mein Ego immer noch mit. Durch das gelesene und gelernte Wissen dachte ich irgendwann: »Ich habe es gecheckt.«

Ich dachte außerdem, alle anderen in meinem Umfeld hätten es nicht gecheckt. So entfernte ich mich Stück für Stück von meinen Liebsten. Ich begann, Dankbarkeitstagebücher zu führen, und erfuhr zum ersten Mal, dass es eine andere Seite an mir gibt. Eine weiche Seite, die wirklich froh war, zu leben und zu atmen. Und ich vernahm ebenso meine Schattenseite, das Dunkle in mir. Ich war so hungrig danach, mich selbst zu verstehen, dass ich mir keine Ruhe und keine Pause gegönnt habe. Bis ich kurz vor einem Burnout auf dem Seminar von Christian Bischoff in Österreich gelandet bin. Es nannte sich »Bewusstheit« – wie das gleichnamige Buch. Was ich dort erlebt habe, hat mein Leben wiederum weiter verändert. Ich wollte nach dem ersten Tag abbrechen und nach Hause fahren, denn das war kein typisches Seminar voller Motivation, sondern vier Tage lang einfach nur atmen. Stille und atmen. Stundenlang den Atem beobachten in völliger Ruhe. Alles in mir hat sich dagegen gewehrt. Und wäre ich nicht so erschöpft und leer gewesen und so viele Stunden dort hingefahren, glauben Sie mir, ich hätte direkt wieder die Heimfahrt angetreten. Doch dieses Seminar sollte der Beginn sein für eine wirklich essenzielle Veränderung. Ich habe dort ein Werkzeug erhalten, das es mir ermöglicht, mich jeglichen Dramen und Ängsten entziehen zu können, indem ich in die Stille eintauche, meinen Atem beobachte und ganz in diesem Moment ankomme. Seitdem habe ich dieses Ritual immer 15 Minuten fest in meinen Tag integriert. Wir haben mit über 300 Menschen gemeinsam meditiert und ich konnte spüren, wie glücklich und dankbar ich bin und sein kann. Ab diesem Moment war mir auch das erste Mal klar: Der Sinn des Lebens kann nicht sein, nur für sich selbst das Körbchen zu füllen. Nachdem das Seminar vorbei gewesen ist und der Alltag wieder voll einzog, wurde es nicht gleich besser, weil das erst der Beginn der Transformation war. So zeigte mir das Leben mal mehr und mal weniger deutlich, dass ich immer noch nichts verstanden hatte, wenngleich ich nun wusste, wie ich meinen Geist beruhigen konnte, und immer tiefer in Meditationen eintauchte. Mein Interesse an der Natur wuchs stetig, ich betrachtete Bäume, das Wasser und den Himmel mit ganz anderen Augen. Meine Lektüre drehte sich nunmehr um spirituelle Themen und das Erwachen. So führte mich das Leben zu Veit Lindau und der LTC-Ausbildung zum »Life Trust Coach«. Das war das beste Geschenk, das ich mir je im Leben gemacht habe, denn dieses Programm ging ein komplettes Jahr. Ich wollte kein Coach werden, weil ich es liebe, Unternehmer zu sein. So habe ich Veit die Frage gestellt, ob es denn trotzdem für mich sinnvoll sei. Seine Antwort kann ich heute vollkommen bestätigen, denn es war die Reise zu mir selbst. Mit meiner persönlichen Geschichte möchte ich einfach zeigen, wie sich der Sinn des Lebens verändern kann und wird. Ich bin hier und jetzt davon überzeugt, dass der Sinn des Lebens darin besteht, dass wir uns erinnern und verschenken, dass wir dienen und lieben, dass wir erkennen, wer wir wirklich sind, und eintauchen in das Eins-Sein.

Was bedeutet das konkret?

Durch die vorherigen Kapitel haben wir erkannt, dass wir nicht identisch sind mit dem, was wir beobachten. Also bin ich der Beobachtende: »**Ich bin**«. Und wenn die Theorie, die ich hier in diesem Buch mit Ihnen teile, wahr ist, dann ist ein Sinn, dass wir uns erinnern, wer wir wirklich sind. Wenn wir nun davon ausgehen, dass alles Energie ist und wir Bewusstsein sind, dann sind wir vollkommen. Um die Vollkommenheit, unsere Natur, betrachten zu können, braucht es das Gegenteil: die Unvollkommenheit. Für diese Erfahrung inkarnieren wir in eine Welt der Dualität. Wir werden also als Babys geboren, das, was wir wirklich sind, war schon immer und wird immer sein. Und um die gewünschten Erfahrungen in diesem Leben machen zu können, gibt es eine Notwendigkeit: Wir müssen vergessen, wer wir wirklich sind. Denn wenn uns bewusst wäre, das wir vollkommen sind, grenzenlose Energie, ein ungetrennter Teil des Allerhöchsten, dann könnten wir nicht die Unvollkommenheit erfahren. So beginnt das Spiel des Lebens in völligem Unwissen. An dieser Stelle möchte ich sagen, dass das eine Theorie ist. Ich kann es nicht beweisen, das ist bisher niemandem gelungen. Dies kann nur erfahren werden, z. B. durch tiefe Meditationen. Nehmen wir einmal an, es wäre so, wir seien spirituelle Wesen, die menschliche Erfahrungen machen. Wie oft Sie und ich schon inkarniert sind, weiß ich nicht – auch nicht, wie oft wir dies noch tun. Doch ich glaube, dass ein Sinn unseres Lebens durch alle Erfahrungen hinweg genau dieser ist: dass wir uns erinnern, wer wir sind. Diese stille Omnipräsenz. Um das wahrzunehmen zu können, bedarf es Stille, tiefer Verbundenheit und Hingabe. Im Lärm der Welt, im Drama des Verstandes kann das nicht gelingen. Wenn es uns zunehmend gelingt, geht das einher mit dem Gefühl der Verbundenheit und Liebe. Sie können dann nicht mehr ungerecht zu jemandem sein, weil Ihnen bewusst wird: Das ist Ihr Bruder oder Ihre Schwester. Alle sind auf der gleichen Reise unterwegs, nur mit unterschiedlichen Erfahrungsabsichten für dieses Leben. So finden Sie automatisch aus der Verurteilung und dem Bewerten heraus. Jedoch geht das nur in der Wahrnehmung, dem Verstand kann das nicht gelingen. Halten wir fest: Ein tiefer Sinn im Leben könnte sein, dass wir uns erinnern und erkennen, wer wir wirklich sind. Ein weiterer Sinn in diesem Kontext ist aus meiner Wahrnehmung, dass wir uns verschenken. Dass wir nichts zurückhalten und aufhören zu taktieren. Dass wir uns aus der Matrix befreien, irgendwer könnte uns irgendetwas wegnehmen oder etwas Schlechtes wollen. Mit dem vollen Verschenken unserer selbst geht das Erinnern einher. Denn wenn ich mich verbunden fühle, ist mir bewusst:

Nichts Wirkliches kann bedroht werden.
Nichts Unwirkliches existiert.[3]

Ein Kurs in Wundern

Um dorthin zu gelangen, darf sich das Denken und Handeln aus dem Ego heraus auflösen. Denn sich zu verschenken, ist das Letzte, was das Ego möchte. Daran können Sie auch sehr gut erkennen und beobachten, aus welchem Zentrum Sie handeln. Das bedeutet auch, den Glauben loszulassen, es gäbe einen Mangel. Solange wir in der Denkillusion gefangen sind, können wir uns nicht verschenken. Wir haben gelernt, dass wir unsere Realität erschaffen. Sich wahrhaftig an das Leben und an alles, was ist, zu verschenken, das ist die höchste Form der Hingabe. Aus dieser Hingabe heraus entsteht das Dienen. Verstehen Sie mich bitte nicht falsch. Ich meine damit nicht, dass Sie ein Diener und eine Dienerin werden sollen. Sondern Sie dienen dem Leben und allen Wesen, Ihre Handlungen sind nützlich für die Gesellschaft und Sie helfen anderen dabei, selbst zu erwachen. Indem Sie Ihre eigene Bestimmung erkennen und leben, dienen Sie allen Wesen am meisten. Wir sind alle ein Spiegelbild, eine Projektion – und wenn Sie Ihr Bewusstsein, Ihr Licht und den Kern dessen, was wir wirklich sind, als Ausdruck von Liebe spiegeln, erinnern und dienen Sie in der höchsten Form. Die meisten Menschen denken, Sie wären zu klein, um irgendetwas zu tun und auf dieser Welt zu verändern. Ich sage Ihnen: Dem ist nicht so. Sie können Ihre Entwicklung, Ihr Licht und Ihr Dienen wie ein Schneeballsystem betrachten. Ihr Umfeld wird sich automatisch mit Ihnen verändern, ja, es werden einige Menschen kommen und gehen, sofern diese noch nicht so weit sind, sich erinnern zu wollen. Doch die, die bleiben und hinzukommen, die Menschen, die Sie gemäß dem Gesetz der Anziehung durch Ihr neues »**Ich bin**« anziehen, werden sich mit Ihnen transformieren. Und auch diese Menschen haben Familien und ein Umfeld. Wenn Sie verstehen, dass Frieden und Liebe auf der Welt mit Ihnen beginnt, dann können Sie alles verändern. Das kollektive Bewusstsein wird sich erheben, mit jedem Einzelnen, dem Sie als Spiegel der Wirklichkeit dienen. Und ist das nicht ein wunderschöner Sinn des Lebens, Ihr Licht mit der Welt zu teilen und andere dabei zu unterstützen aufzuwachen? Sollten Sie sich für solch ein Leben entscheiden, werden Sie irgendwann mit einem Lächeln einschlafen und nach Hause zurückkehren. Dann haben Sie tatsächlich die Welt verändert. Wenn Sie nur einem Menschen helfen, sich zu erinnern, haben Sie Großes vollbracht.

Der Sinn des Lebens liegt darin, Liebe zu erfahren und sie großzügig weiterzugeben. Wenn wir fähig sind, bedingungslose Liebe zu empfinden und uns selbstlos für andere einzusetzen, gewinnt unser Leben an Bedeutung und Erfüllung. Jeder von uns hat die Möglichkeit, seinem Leben einen Sinn zu geben, indem er seine Leidenschaften verfolgt, seine Talente entfaltet und einen positiven Beitrag zur Welt leistet. Es geht darum, ein erfülltes und bedeutungsvolles Leben zu führen, indem wir unsere Liebe teilen und uns für das Wohl anderer einsetzen.

Wenn wir von dem Punkt kommen, dass wir alle hier sind, um bestimmte Erfahrungen zu machen, so glaube ich auch, dass wir alle eine bestimmte Fähigkeit oder ein Talent in diesem Leben geschenkt bekommen haben. So kann es ein Sinn im Leben sein, diese Fähigkeit zu leben und zu verschenken. Denn was ich bei mir beobachten durfte und bei so vielen Menschen noch immer beobachte, ist das exakte Gegenteil. Wir leben ein Leben wie in einem Hamsterrad, vorgeprägt durch Erziehung, Schule und Glaubenssätze. Diese übernehmen wir dann zum Teil und hinterfragen gar nicht, ob es das wirklich ist, was wir wollen. Bei mir waren es die klassischen Dinge: Du musst deine Schule abschließen, eine Ausbildung machen, heiraten, eine Familie gründen und einem sicheren Job 24/7 nachgehen.

Ich möchte hier gar nicht sagen, dass etwas richtig oder falsch ist, jedoch sind wir trotz unserer Verbundenheit alle individuelle Wesen. Und die ganzen zunehmenden Krankheiten, angefangen mit ständiger Erschöpfung, Burnout bis hin zu schweren Depressionen, können aus meiner Beobachtung nur entstehen, wenn wir über einen längeren Zeitraum etwas leben und tun, was uns nicht mit Sinn erfüllt. Und wie bereits beschrieben: Ich stand selbst schon vor dieser Tür.

Einhergehend ist es so wichtig, alte Dogmen loszulassen und zu lernen, in sich hineinzuspüren, sich selbst wahrzunehmen. Was sind Ihre wahren Wünsche und Sehnsüchte? Dazu machen wir uns noch mal bewusst: Wir müssen gar nichts. Es ist eben kein Normalzustand, dauerhaft erschöpft zu sein. Wir sind grenzenlose Energie und diese steht uns in unendlicher Fülle jeden Moment unseres Lebens zur Verfügung. Nur nicht für eine Tätigkeit und oder ein Leben, das wir nicht lieben.

Wie finden wir heraus, was unsere Bestimmung, unser Talent ist?

Dazu dürfen wir uns erinnern, was uns, seitdem wir uns überhaupt erinnern können, Spaß gemacht hat. Wobei haben wir als Kinder, Jugendliche und junge Erwachsene richtig Freude gehabt? Nehmen Sie sich ganz bewusst ein paar Minuten Zeit dafür und schreiben Sie einfach auf, was Ihnen in den Sinn kommt. Egal wie albern das zunächst erscheinen mag – nicht darüber nachdenken und nicht bewerten, einfach aufschreiben.

Haben Sie es getan?

Okay, machen wir weiter: Bei welchem Thema leuchten Ihre Augen? Ich meine so ein richtiges Funkeln, ein Feuer in Ihren Augen, das alles anstrahlt in diesem Moment.

Wobei/Wann merken Sie in einer Unterhaltung, dass Sie übersprudeln, dass Sie voller Hingabe und Begeisterung über ein Thema erzählen? Sie spüren dabei diese Energie, dass Sie ohne Punkt und Komma reden können und Ihr ganzer Körper euphorisiert ist.

Bei welchen Gesprächen und Tätigkeiten vergessen Sie Zeit und Raum? Sie sind dann voll im Moment, in einem Flowzustand. Es kann sein, dass mehrere Stunden vergangen sind und Sie wie in einem Tunnel der Hingabe waren. Sie sind total glücklich in Ihrem Tun gewesen und spüren keinerlei Energieverlust.

Ich lade Sie dazu ein, sich mit diesen Fragen wirklich zu beschäftigen und in jede Frage hineinzuspüren. Schließen Sie die Augen und gehen Sie den Fragen tiefer nach. Sie werden Antworten bekommen, die Sie in Richtung Ihres Lebenssinns bringen können. Dies wird dem Ziel dieses Buches entsprechend dafür sorgen, dass Sie zukünftig ein glückliches und selbstbestimmtes Leben führen (können).

Sofern Sie noch keine Antworten auf diese Fragen empfangen, ist das überhaupt nicht schlimm, achten Sie einfach ab jetzt darauf. Beobachten Sie sich und nehmen wahr, was Ihr Herz höherschlagen lässt. Sie werden diesen Moment spüren, weil Sie jetzt wissen, was es bedeutet. Notieren Sie diese Goldnuggets und halten Sie sich immer wieder vor Augen, dass Sie das Potenzial haben, Ihr Leben zu transformieren.

Wenn Sie entschlüsselt haben, was bei Ihnen zu Flowzuständen und purer Freude beiträgt, machen Sie mehr davon. Ja, das klingt so einfach und das ist es in Wahrheit auch. Lassen Sie ein Spiel der Ideen daraus werden, wie diese Themen idealerweise Ihre neue Tätigkeit werden.

Ab hier wird es wirklich spannend, denn sofern Sie gefunden haben, weshalb Sie hier sind, beginnt ein neues Leben. Sie unterscheiden nicht mehr zwischen Arbeit und Freizeit, sondern Sie tun dauerhaft das, was Sie lieben. Ihr Tun wird dazu beitragen, die Probleme anderer Menschen zu lösen, und dies wird automatisch, ganz von allein, zum Erfolg führen. Die Uhrzeit spielt für Sie keine Rolle mehr, da Sie voll im Moment sind. Grenzenlose Energie und pure Freude werden Ihr Leben dominieren. Ab hier beginnt die Reise zu höheren Aufgaben, Sie schauen über den eigenen Tellerrand hinaus und wollen wirklich etwas bewirken. Dies kann zur Folge haben, die Probleme und Herausforderungen der Menschen und der Welt in einem höheren Kontext zu erkennen und Möglichkeiten zu kreieren, diese zu lösen. Es geht nicht mehr darum, dass Sie die transformierende Mission in diesem Leben als Möglichkeit betrachten oder nicht, sondern Sie gehen einfach los. Es ist Teil Ihrer Aufgabe.

Die Bedeutung des Lebens beginnt derjenige zu erkennen, der bereit ist, etwas zu tun, von dem er selbst vielleicht niemals die vollen Früchte ernten wird. Indem man Bäume pflanzt, obwohl man weiß, dass man nie in ihrem Schatten sitzen wird, zeigt man einen tieferen Sinn und ein Verständnis für das größere Ganze. Es geht darum, über das individuelle Wohlergehen hinauszublicken und einen Beitrag zu leisten, der über das eigene Leben hinausreicht. Es ist ein Akt der Großzügigkeit und des vorausschauenden Denkens, der die Verbundenheit mit der Natur und der Zukunft symbolisiert. Es erinnert uns daran, dass unsere Handlungen Auswirkungen haben und dass wir Teil eines größeren Lebenskreislaufs sind. Es ist ein Zeichen von Weisheit und Hingabe, wenn wir bereit sind, etwas zu tun, das über unseren eigenen Nutzen hinausgeht und einen positiven Einfluss auf kommende Generationen haben kann.

Sie werden feststellen, dass es weltliche »Probleme« gibt, ganz viele davon, und dass Sie auf ein paar Themen einen besonders großen Fokus legen. Vielleicht möchten Sie aus Ihrer Sicht die ein bis drei größten Weltprobleme aufschreiben und im Laufe Ihres Lebens tiefer herausfinden, wie diese zu lösen sind. Es gibt für jede noch so große Herausforderung irgendwann in der Menschheitsgeschichte ein Ende, und zwar meist dann, wenn die Idee entstanden ist, dass jetzt das Ende ist. So sind für mich die Schulbildung und Potenzialentwicklung von Kindern wichtige Themen. Ich möchte, dass jedes Kind, ob aus einem armen oder reichen Elternhaus, ob mit guten oder schlechten Voraussetzungen, mit dem Mindset »Alles ist möglich« aufwächst. Das gegenwärtig 100 Jahre alte Schulbildungssystem darf jetzt transformiert werden. Wozu sollen Kinder Dinge auswendig lernen, die sie googeln können? Jedes Kind ist einzigartig und dies gilt es zu entdecken, mit einer Form der modernen Lernkultur und gleichzeitig spirituellen Ansätzen, um sich selbst ganzheitlich zu verstehen. Die Sinnfrage darf viel früher Einzug halten und Meditationen sollten zum Standard am Morgen gehören.

Mit der Frage »Wofür bist du heute dankbar?« wird den Kindern von Grund auf ein geschärfter Fokus hinsichtlich der Dankbarkeit geschenkt. Gemeinsame Werte dürfen besprochen werden, auch der Umgang mit Fehlern darf sich ändern. Wenn es gelingt, ermutigende, friedvolle und inspirierende Kinder zur Co-Kreation zu ermutigen, steigt die Wahrscheinlichkeit signifikant, ermutigende, friedvolle und inspirierende Erwachsene in den nächsten Generationen zu erleben. Das wiederum sorgt wahrhaftig für eine Veränderung, für ein Anheben des kollektiven Bewusstseins. Die Kriege führen nur verletzte Kinder. Bei dieser transformierenden Mission ist es mir nicht wichtig, ob ich es in diesem Leben bis zur Vollendung schaffe. Wie beim Baum möchte ich die Samen dafür pflanzen, die

Weichen stellen, sodass diese Mission fortgesetzt werden kann. Sodann kann ein weiterer Sinn des Lebens sein, etwas Großes zu tun, etwas Transformierendes, etwas, das der gesamten Menschheit dient und uns überlebt. Dieser Weg dahin ist ein wundervoller Sinn, wie ich finde.

So halten wir fest, dass es keine allgemeingültige Antwort gibt, da der Sinn für jeden sehr individuell sein kann. Es kann jedoch hilfreich sein, sich auf persönliche Ziele und Werte zu fokussieren und sich auf eine positive und sinnvolle Lebensweise zu konzentrieren, die sowohl für einen selbst als auch für andere von Nutzen ist.

In vielen spirituellen Traditionen wird der Sinn des Lebens als eine Suche nach innerer Erfüllung und Selbsterkenntnis betrachtet. Es geht darum, einen tiefen Frieden und spirituelles Wachstum zu erreichen. Diese Reise beinhaltet das Erkunden unserer innersten Wesensnatur, das Überwinden von Herausforderungen und das Streben nach einer tiefen Verbindung mit uns selbst und der Welt um uns herum. Indem wir uns auf diese Reise begeben, können wir den wahren Sinn unseres Lebens entdecken und eine tiefere Bedeutung sowie Zufriedenheit erfahren.

Durch diesen Prozess der inneren Erkenntnis und spirituellen Entwicklung kann ein tieferes Verständnis von sich selbst und dem Universum erlangt werden. Mein Ziel ist es, Ihnen mit diesem Kapitel ein paar Ideen und Anregungen zu schenken. Mit diesem Buch erfülle ich mir persönlich ein großes Herzensziel und ich wünsche mir, dass es dazu beiträgt, Sie in Ihrer Entwicklung zu unterstützen und zu inspirieren. Ich wünsche Ihnen von ganzem Herzen, dass Sie glücklich sind und Ihren Sinn empfangen.

Was sind Ihre wichtigsten Erkenntnisse aus diesem Kapitel?

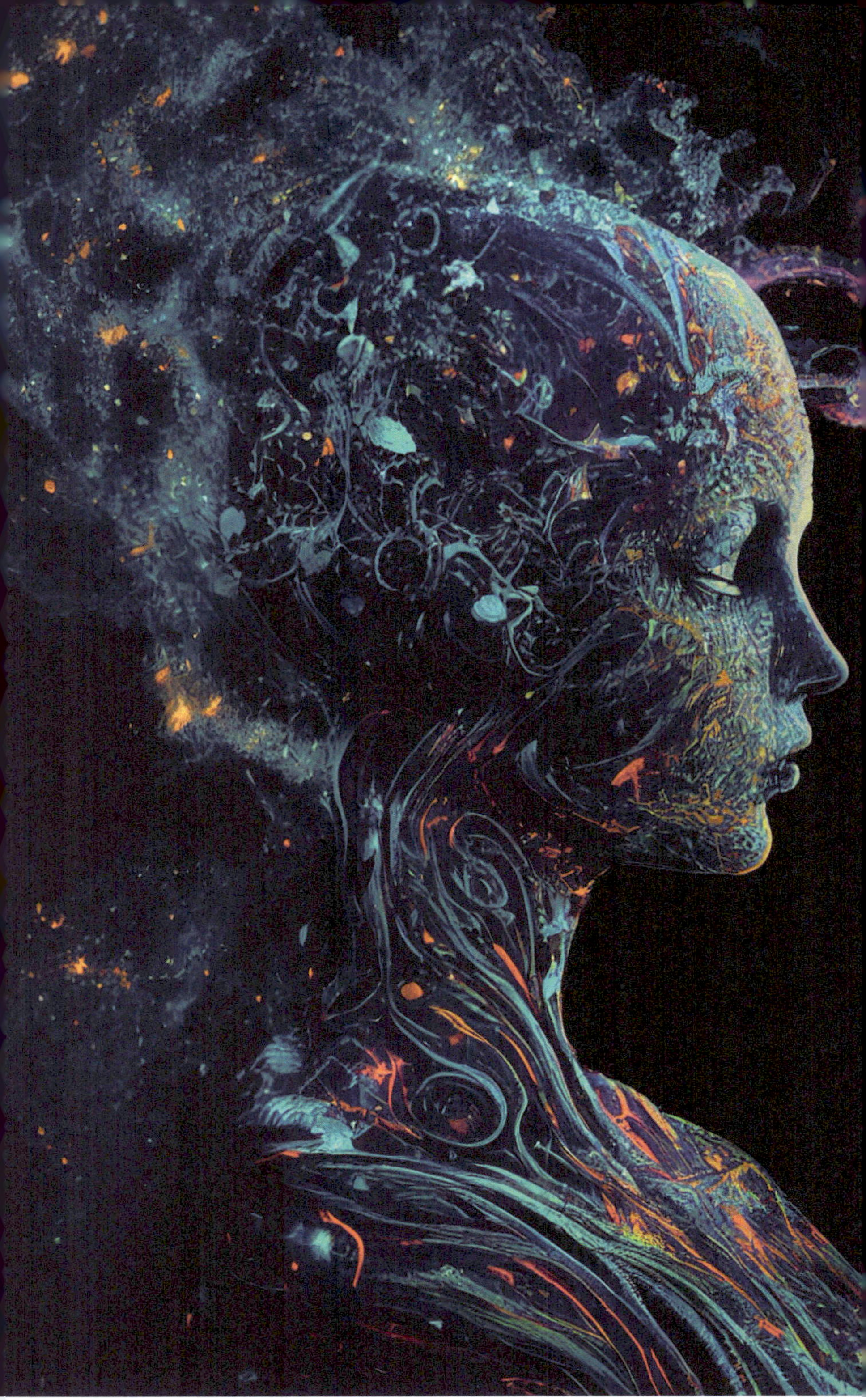

9.

Die Liebe

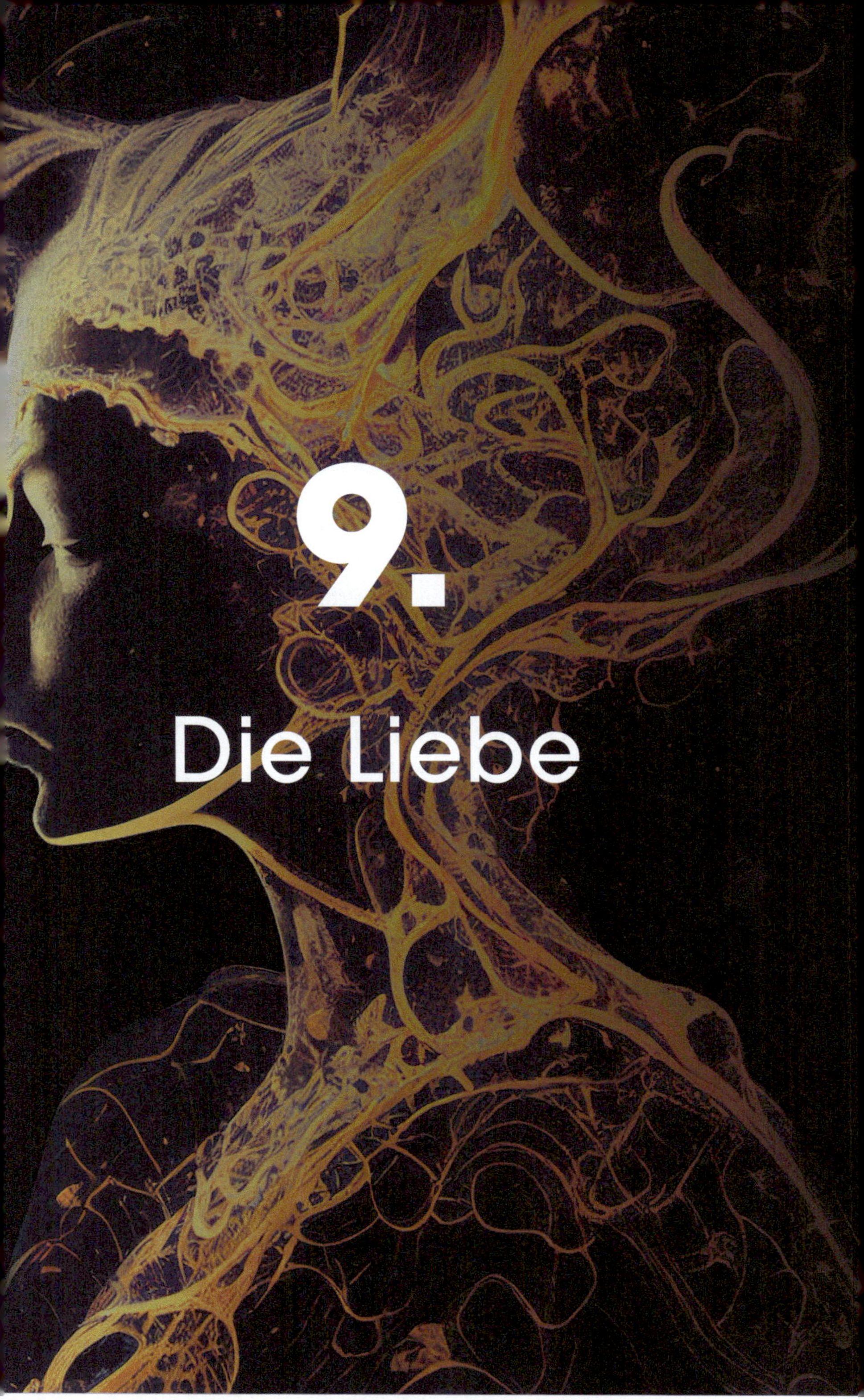

Dieses Kapitel ist ein Lied an die Liebe. Ich bin so glücklich und dankbar, darüber schreiben zu dürfen. In der Beschreibung meiner Werte habe ich meine Interpretation mit Ihnen geteilt, wie ich die Liebe empfinde. Diese Worte möchte ich noch einmal mit Ihnen teilen, bevor wir uns noch tiefer der Liebe hingeben.

Die Liebe ist das höchste Gefühl im Universum. Liebe ist das, was wir sind. Es gibt kein höheres und schöneres Gefühl als die Liebe und gleichzeitig kein Wort, das so oft falsch interpretiert wird. Liebe ist ein Seinszustand, der alles ein- und nichts ausschließt. Liebe ist ein Gefühl der Verbundenheit. Liebe vereint alle Aspekte und Intentionen von Wertschätzung, die konstruktiv, wohlwollend, zugeneigt, bedingungslos und unterstützender Natur sind. In Demut und Hingabe findet die Liebe ihre Vollendung. Eine wahrhaft liebende Person stellt keine Bedingungen und folgt dem Grundsatz: »Geben ist wertvoller als Nehmen«. Liebe geht einher mit großer Verbundenheit, Wertschätzung und Empathie. So ist Liebe die Fähigkeit, alles mit milden Augen zu sehen, und das tiefe Verständnis, dass alles miteinander verbunden ist.

Wir werden uns der Liebe aus verschiedenen Blickwinkeln nähern, so beginnen wir zunächst mit dem *spirituellen* Blickwinkel.

In der Spiritualität gibt es viele unterschiedliche Ansichten und Überzeugungen, was Liebe bedeutet und wie sie sich ausdrückt. Ein zentraler Aspekt der spirituellen Liebe ist jedoch die Idee, dass sie eine universelle Energie ist, die alles durchdringt und verbindet. Sie wird als eine tiefgreifende Kraft angesehen, die uns hilft, uns selbst und andere zu verstehen, und die uns in Kontakt mit unserer höheren, spirituellen Natur bringt. Durch die Erweiterung unseres Bewusstseins geht ein natürlicher

Prozess der Bewusstwerdung einher, der uns befähigt, auf einer tieferen Ebene zu lieben.

Diese Bewusstwerdung ermöglicht es uns, mit einer größeren Liebe zu uns selbst, zu anderen und zu allem, was existiert, in Verbindung zu treten. Wenn wir die Welt durch die Augen der Liebe betrachten, verändert sich unsere gesamte Existenz. Die Schönheit der Natur, das Zwitschern der Vögel, der weite Himmel und sogar die Augen unserer Mitmenschen werden nun mit Mitgefühl und einer verstärkten Wahrnehmung in uns aufgenommen. Es ist, als ob sich ein Schleier der Illusion lüftet und wir die Essenz der Dinge erkennen können.

So können wir annehmen, dass ein wichtiger Aspekt der spirituellen Liebe ist, dass wir alle eins sind und uns die Liebe dabei hilft, diese Einheit zu erkennen und zu fühlen. Es geht darum, eine Verbindung zu allem in der Welt herzustellen und uns bewusst zu werden, dass alles zu einem höheren großen Ganzen gehört. Wenn wir uns für diese Einheit öffnen, können wir uns von den Illusionen der Trennung und Begrenztheit lösen und uns in eine höhere Wirklichkeit hineinbewegen. Zu lieben heißt gleichzeitig, sich in der höchstmöglichen energetischen Schwingung einzufinden, von hier aus gibt es kein Konkurrenzdenken mehr. So sind wir in diesem Gefühl mit unserem Urvertrauen verbunden und haben grundsätzlich die tiefe Gewissheit, dass alles gut ist. In diesem Seinszustand betrachten wir alles mit mildem Auge und entlassen uns und die anderen aus dem Drama der Ego-Befindlichkeiten.

Spirituelle Liebe ist nicht an Bedingungen gebunden und geht über romantische Beziehungen hinaus. Sie bezieht sich auf die Fähigkeit, bedingungslos zu lieben und zu akzeptieren, sowohl sich selbst als auch andere. Es geht darum, in jedem Moment präsent zu sein und das Leben vollständig in sich aufzunehmen und zu fühlen, ohne zu urteilen oder zu kritisieren. Im Erkennen des Eins-Sein erfahren wir ein grenzenloses Gefühl von Freiheit. Wir »ziehen« nicht mehr an den anderen herum und wollen etwas geändert haben, wir sind einfach. Es bedeutet gleichwohl, dem Universum vollkommen zu vertrauen, alles ist so, wie es ist, richtig. In dieser Akzeptanz endet jegliches Leiden. Sie spüren in Ihrem tiefsten Sein, dass alles gut ist und nichts und niemand Sie verletzen kann. Wir erinnern uns an den Satz aus »Ein Kurs in Wundern«:

Nichts Wirkliches kann bedroht werden.
Nichts Unwirkliches existiert.[3]

In der Spiritualität wird die Liebe auch als ein Weg zur Heilung betrachtet. Wenn wir uns der Liebe öffnen und sie in unser Leben integrieren, können wir unser Bewusstsein erweitern und unsere Herzen öffnen. Wir können uns mit unserem inneren Wesen und unserer höheren Natur verbinden, was uns dabei hilft, innere Ruhe und Ausgeglichenheit zu finden. Alles, was vorher anstrengend war, entspannt sich jetzt. Das ist ein guter Indikator, ob Sie in dem Gefühl der Liebe sind oder nicht. Sofern Ihr Leben, Ihr Alltag sich dauerhaft anstrengend anfühlt, leben und handeln Sie nicht aus der Liebe. Liebe ist leicht. Die Wahrheit ist leicht. Die Wirklichkeit ist leicht.

So wird in vielen spirituellen Traditionen die Liebe als ein Weg zur Erleuchtung betrachtet. Durch die Praxis der Liebe können wir unser Bewusstsein erweitern und unsere Wahrnehmung der Welt verändern. Wir können uns auf das Wesentliche im Leben konzentrieren und uns von den Dingen lösen, die uns davon abhalten, unser volles Potenzial zu erreichen.

Sie werden feststellen, dass Sie unaufhaltbar sind und jegliche Grenzen von Ihnen selbst erschaffen wurden. Aus diesem Gefühl heraus verspüren Sie grenzenlose Energie und empfangen Ideen im Überfluss. Sie sind verbunden mit der Quelle des Allerhöchsten.

Es geht in der *spirituellen* Liebe außerdem darum, anderen zu dienen und zu helfen. Indem wir unsere Liebe und unser Mitgefühl für andere ausdrücken, können wir die Welt zu einem besseren Ort machen und uns selbst auf einer tiefen Ebene erfüllen. Das schenkt Ihnen ein Glücksgefühl unvorstellbaren Ausmaßes, Sie sind nun selbst pure Liebe und erfahren die Leichtigkeit des Seins.

Wie können wir in diesem Gefühl verweilen?

Es geht auch hier wieder darum, uns zu erinnern und zu beobachten. Und zwar so oft wie möglich. Sofern Sie beobachten, dass Sie nicht aus dem Gefühl der Liebe heraus handeln, kann es sich im Licht des Bewusstseins auflösen. Aus meiner Wahrnehmung entstehen Erleuchtung und ein Leben aus der bedingungslosen Liebe nicht über Nacht, sondern mit zunehmender Bewusstwerdung und längerem Verweilen in diesem Zentrum. Dies ist anfangs ein konsequentes Training und eine Schulung Ihres Geistes. Sobald Sie aus der Gegenwart abschweifen, dürfen Sie sich neu zentrieren. Denn Liebe findet nur jetzt statt.

Wichtig ist einfach, dass wir uns bewusst machen, dass wir im tiefsten Kern vollkommene Liebe sind und aufmerksam wahrnehmen, wenn wir nicht aus dieser vollkommenen, bedingungslosen Liebe handeln. Beispielsweise reden Sie mal schlecht über Ihren Nachbarn oder einen Arbeitskollegen, Sie verschaffen sich einen unfairen Vorteil oder verwenden Notlügen, um sich an der Kasse vorzudrängeln, erheben die

Stimme Ihren Kindern gegenüber usw. Wenn Sie lernen, das zu beobachten, sind Sie auf einem guten Weg. Sodann können wir erkennen, dass wir musterhaft und emotional reagieren und uns wieder zentrieren, evtl. über eine schöne Mediation, einen Waldspaziergang oder in der warmen Wanne. Was auch immer Ihnen guttut, tun Sie es. Die niedrigen Energieschwingungen wie Wut, Scham, Angst und Schuld sorgen ausschließlich für ein höheres Maß an gedrosselter Energie.

Wie geht das?

Beobachten Sie, was gerade passiert bzw. wie Sie auf etwas im Außen reagieren. Nehmen Sie Ihr Verhalten wahr und akzeptieren Sie, dass Sie so reagiert haben, ohne Urteile und Selbstvorwürfe. Zentrieren Sie sich wieder und lassen Sie die Situation und Gedanken los. Tauchen Sie wieder in Ihre Essenz der Liebe und Dankbarkeit ein, indem sie sich bewusst machen, wofür Sie alles dankbar sein können. So könnte ein tägliches Training aussehen. Je nach Bewusstseinsgrad werden unbewusste Muster und Reaktionen im Alltag verschieden oft vorkommen. Es spielt keine Rolle, wie oft das passiert, sondern einzig und allein, dass Sie es wahrnehmen und beobachten. Damit werden Sie Handlungen auflösen können und immer länger im gegenwärtigen Moment verweilen und aus Liebe handeln.

Die Liebe aus der spirituellen und ganzheitlichen Sicht ist das schönste Erkennen des Selbst. So ist eine Inschrift am Apollotempel von Delphi in Griechenland:

Erkenne dich selbst!

Dieser Weg dahin ist die lohnendste und wahrhaftigste Reise unseres Lebens.

Wo wir jetzt die Grundlagen der bedingungslosen Liebe und des Eins-Seins beschrieben haben, wollen wir noch tiefer eintauchen bezüglich der Dinge, die es benötigt, um in zwischenmenschlichen Beziehungen, wie Liebesbeziehungen zum Partner oder der Liebe zu den eigenen Kindern, in Harmonie zu leben. Nirgendwo gibt es so viel Freude und so viel Leid, so viele Missverständnisse und so viel Glück. Da uns die Bedeutung und das Verständnis zu lieben nicht in der Schule beigebracht wurde, fällt es oftmals schwer, sie richtig zu deuten, geschweige denn zum Ausdruck zu bringen. Die eigene Familie, Eltern, Großeltern und Verwandten haben es, vorsichtig ausgedrückt, in der Regel auch nicht optimal vorgelebt. Wie auch, sie haben es ebenfalls nicht gelernt. Sodann lassen Sie uns gemeinsam lernen zu lieben.[6]

1 Selbstverantwortung

Selbstverantwortung ist die Basis für lebendige Beziehungen. Das bedeutet: 100 Prozent Verantwortung für Ihr eigenes Erleben, Ihre Baustellen, Ihre Wünsche und Gefühle zu übernehmen. Niemand außer Ihnen ist dafür verantwortlich.

So machen wir uns bewusst, niemand ist dazu da, um uns glücklich zu machen. Damit einhergehend dürfen wir auch niemandem diese Last aufbürden bzw. Erwartungen dahingehend stellen. Wir selbst sind dafür verantwortlich, uns ein glückliches Leben zu kreieren, von innen nach außen.

2 Sich existenziell einlassen & engagieren

Was bedeutet es, sich existenziell einzulassen? Es gibt viele Menschen, die sich zurückhalten, ungeachtet des Lebensbereichs. Sie heben sich für eine noch bessere Beziehung oder für später auf. Sich voll und ganz (auf jemanden) einzulassen, bedeutet, alles in diesem Moment in die Beziehung hineinzugeben, sich zu offenbaren und voll da zu sein. Stell dir immer wieder die Frage: Habe ich alles gegeben? Um uns voll hinzugeben und vollkommen einzulassen, dürfen wir unser Ego loslassen, denn das möchte sich nicht voll verschenken. Das bedeutet auch das Ende des Taktierens, es bedeutet, sich wahrhaftig zu zeigen, ohne zu spielen. Die äußeren Fassaden und Mauern loszulassen und sich nackt zu präsentieren, mit allem Licht und insbesondere auch mit allem Schatten.

3 Vertrauen & geistige Nähe

Die Basis jeder erfolgreichen Kommunikation sind Vertrauen und geistige Nähe. Fragen Sie sich zunächst, ob Ihre Beziehungen eine stabile Basis haben. Solange Sie misstrauen, ist Ihr Verstand auf das Überleben ausgerichtet. Es hat keine Kapazität für wirkliche Kreativität und Liebe. Verwechseln Sie gesunden Zweifel nicht mit Misstrauen. Vertrauen Sie sich und Ihrem Instinkt. Vertrauen entsteht in der Gegenwart, durch reale Erfahrung. Blicken Sie in die Zukunft, verwandelt sich Vertrauen oft in bewussten Zweifel. Sie können nicht vorhersagen, was in zehn Jahren sein wird. Aber Sie können sich entscheiden, sich in diesem Moment vollkommen einzulassen. Um wahrhaftig Vertrauen und geistige Nähe herzustellen, ist der Punkt 2 entscheidend: sich wirklich auf die Beziehung einzulassen. Sodann ist es unabdingbar, die Wahrheit zu sagen, aufrichtig und ehrlich zu sein. Dazu zählt auch, Verbindlichkeit einzuhalten, Pünktlichkeit und Zuverlässigkeit, freundlich und wertschätzend miteinander zu kommunizieren. Mit Dankbarkeit und Anerkennung können wir unsere Beziehungen erblühen lassen, nichts ist selbstverständlich. Verhalten Sie sich so in Ihrer Beziehung, wie Sie es sich auch für sich wünschen. Wenn Sie sich z. B. mehr Anerkennung wünschen, dann schenken Sie mehr Anerkennung. Machen wir uns abermals bewusst: Wir sind ein Spiegel und wir dürfen zuerst lächeln, wenn wir Freude erreichen wollen.

4 Schöpferkraft

Wenn Ihre Bereitschaft, Verantwortung zu übernehmen, die Basis ist, ist dieses Element der Zauberstab für eine erfüllende Beziehung. Es geht um das vollständige Einbringen ihrer Schöpferkraft. Wir neigen dazu, diese Power in unseren engen Beziehungen zu leugnen. Den wenigsten von uns ist bewusst, dass wir unsere Beziehungen aktiv erschaffen. Erst wenn wir die Verantwortung für diese Schöpferkraft übernehmen, können wir verstehen, wie stark wir wirklich sind.

Wir können aktiv wählen, wie wir unsere Beziehungen erfahren wollen. Dazu dürfen wir bereit sein, die volle Verantwortung zu übernehmen und uns und unser Handeln zu hinterfragen: Geben wir wirklich alles, was wir haben, oder halten wir noch Dinge zurück? Wie sieht die gemeinsame Vision aus? Sofern wir selbst wahrnehmen, dass wir in alte Muster verfallen, darf das mit einhergehender Schattenarbeit angeschaut werden. Es obliegt allein uns, wie wir die Partnerschaft(en) erleben und wie liebevoll wir kommunizieren. Stecken Sie Ihren Partner oder Ihre Partnerin nicht in eine Schublade, sondern sehen Sie jeden Tag aufs Neue die Schönheit und Unschuld. Sie erschaffen Ihre Realität.

5 Anerkennung & Unterstützung

So sorgen wir dafür, dass unsere Partner nie mehr von uns wegwollen. Menschen sind aus zwei Gründen mit uns zusammen:

1. aus Notwendigkeit. Sie wollen nicht allein sein und suchen nach Absicherung.

2. aus freiem Willen, weil es so schön mit Ihnen ist und ihr Gehirn positive Neurotransmitter ausschüttet. Wie können wir aktiv für diesen zweiten Punkt sorgen?

Indem wir lernen, liebevoll, ermutigend und dankbar zu kommunizieren. Lernen Sie die Kraft der Worte, Rhetorik und Gesten. Reden Sie einladend und wohlwollend. Unterstützen Sie Ihren Partner dabei zu erblühen und seien Sie selbst in optimaler Verfassung. Lassen Sie sich nicht gehen und Langeweile aufkommen. Es ist wichtig, dass der Gedanke an Sie für Euphorie sorgt. Machen Sie öfter mal etwas ganz Neues, unterbrechen Sie Muster und tun Sie gemeinsam Dinge zum ersten Mal.

6 Erfolgreiche Kommunikation

Kommunikation ist DER Schlüssel für unser persönliches Glück. Kommunikation ist niemals neutral. Sie sorgt entweder für Glück oder für Leid, je nachdem, ob sie gelingt oder nicht. Kommunikation verbindet oder trennt. Sie kann dir Erfahrungen von tiefer Kommunikation und Heilung oder von Einsamkeit und Verletzung bescheren. Wenn wir die Kommunikation gemeistert haben, gibt es keinerlei Reibung mehr in unseren Beziehungen.

So dürfen wir lernen, erfolgreich zu kommunizieren. Dies beginnt damit, dass wir uns bewusst machen, dass Kommunikation nicht nur aus Worten besteht. Unsere Energie sollte zu unseren Worten passen. Wenn Sie z. B. sagen: »Ja, Schatz, das mache ich gern!«, und dabei genervt die Augen verdrehen oder stöhnen, ist das nicht erfolgreich kommuniziert. Wichtig ist auch zu erkennen, was unser Gegenüber wirklich meint. Oftmals steckt die wahre Absicht hinter den ausgesprochenen Worten. So gilt es, in die Realitätsinsel des anderen einzutauchen und feinfühlig die Energien wahrzunehmen, was ganz konkret gemeint ist. Alles, was in unserem Leben und in unseren Beziehungen gegenwärtig Realität ist, haben wir durch unsere Kommunikation erschaffen. So können Sie Ihre Realität jederzeit ändern, indem Sie ein Meister erfolgreicher Kommunikation werden.

7 Selbstwert & Selbstliebe

Wir nutzen häufig unsere Beziehungen für das Vakuum in uns. Wir lieben uns selbst nicht, wünschen uns aber, dass der oder die andere uns so liebt, wie wir sind. Dann neigen wir dazu, unseren Mangel durch die andere Person zu kompensieren. Das kann und sollte allerdings nicht die Lösung sein.

Wir machen uns bewusst: Erst wenn wir uns selbst in uns zu Hause fühlen, sind die Menschen in unserem Leben eine Wahl und keine Notwendigkeit mehr.

Bevor wir uns nicht selbst lieben, projizieren wir unseren Mangel und unsere Bedürfnisse auf den anderen. Dies kann und wird auf Dauer nicht funktionieren, denn es ist keine Liebe, wenn man den anderen braucht oder abhängig ist. So dürfen wir uns selbst lernen, zu lieben und anzuerkennen, um frei in eine Partnerschaft eintauchen zu können.

8 Alles fühlen

Viele von uns tendieren dazu, im Außen Zustimmung und Zuneigung zu suchen. Wenn wir sie dann nicht erhalten oder ein negatives Feedback bekommen, kann das unangenehme Gefühle in uns auslösen. Wenn wir allerdings bereit sind, alles zu fühlen, sind wir von niemandem abhängig. So greift dieser Punkt den vorherigen mit auf und macht noch einmal deutlich, dass es unsere Verantwortung ist, was wir fühlen. Ein reifer und erwachsener Umgang mit Gefühlen ist, sie wahrzunehmen und zuzulassen. Wir drücken nichts weg oder übergeben die Verantwortung für unsere schlechten Gefühle an unseren Partner, sondern sind bereit, zu fühlen und diese dann liebevoll loszulassen. Uns ist bewusst, wir **sind** nicht unsere Gefühle, sondern wir **haben** Gefühle.

9 Wahrheit

Eines der wichtigsten Elemente in unseren Beziehungen ist Wahrheit. Wenn wir unsere Wahrheit zurückhalten, wird der natürliche Flow in unseren Beziehungen gestört. Ein Part unseres Bewusstseins kann dann nicht mehr frei fließen. Dieser Flow ist jedoch sehr wichtig, durch ihn kommt Inspiration, Heilung und Elevation in Gang. Erfolgreiche Kommunikation wird von zurückgehaltener Kommunikation beeinträchtigt, sie fließt nicht mehr. Das führt zu Spannung, Frust, Irritation, Trennung, Einsamkeit und Vorurteilen. Wir spüren, dass etwas fehlt.

Sodann einigen wir uns darauf, mikroskopisch genau die Wahrheit zu sprechen. Und ich kann Ihnen sagen, dass das eine große Herausforderung ist. Insbesondere wenn man sich Harmonie wünscht und wir genau wissen, diese Wahrheit wird meinen Partner triggern. So wäre es das Einfachste und

Bequemste, etwas nicht laut auszusprechen. Doch genau dieses Zurückhalten verhindert Vertrauen und Harmonie. Weil der andere merkt, dass etwas zurückgehalten wird. Ich kann Sie und mich nur dazu ermutigen, egal in welcher Situation wir sind, die Wahrheit mikroskopisch genau auszusprechen. Selbst wenn es kurzfristig für einen Knall und Unstimmigkeiten sorgt, so sind langfristig ein tiefes Vertrauen und wahrhaftige Hingabe die Belohnung innerhalb der Beziehung.

10 Vereinbarungen einhalten

Damit wir gemeinsam einen Raum schaffen, in dem sich jeder frei entfalten kann, brauchen wir grundlegende Vereinbarungen. Legen Sie Ihre wichtigsten Regeln offen, sonst kann sie niemand einhalten! Was brauchen Sie, damit Sie sich in Beziehungen frei fühlen können? Werden Sie sich darüber klar. Sie sind verantwortlich dafür, dass andere Ihnen mit Respekt, Loyalität und Zuverlässigkeit begegnen und Sie ihnen. Wenn sich in der Beziehung zu Ihnen ein anderer Mensch über einen längeren Zeitraum respektlos verhält, liegt es daran, dass Sie es tolerieren.

Zuallererst halten Sie Ihr Wort, tun Sie das, was Sie sagen und versprechen. Seien Sie zuverlässig und pünktlich. Vermeiden Sie, Dinge zu sagen, die Sie nicht einhalten können oder auf die Sie überhaupt keine Lust haben. Machen wir uns bewusst: Wir wollen langfristig Spaß haben und ernst genommen werden, dazu dürfen wir grundsätzlich zu unserem Wort und Versprechen stehen. Dies wird uns in allen Lebensbereichen enorm weiterhelfen. Machen Sie auch deutlich, was Sie sich wünschen, denn Ihr Gegenüber hat keine Glaskugel, Unklarheit sorgt für mehr Unklarheit. Das heißt auch, dass Sie kommunizieren, was nicht geht.

11 Die Verpflichtung zur Freude

Als Kinder hatten wir unbändige Freude und mehr als 200 Dopaminstürme am Tag. Wir konnten uns für alles Mögliche begeistern. In diesem Zustand lernen wir besonders schnell. Unsere Freude und Ektase sind im Laufe unserer Entwicklung von außen gedrosselt worden. Wir haben gelernt, dass unsere Begeisterung zu viel ist, dass unser Umfeld stiller ist als wir und dass unsere Begeisterung an manchen Stellen ausgenutzt wurde. In der Schule mussten wir die meiste Zeit sitzen und ruhig sein. Als Erwachsene haben wir dann unsere ungestüme Begeisterung verloren und uns auf eine obere Grenze der Freude eingependelt. Wenn wir lange auf diese Art gelebt haben, beginnen wir sogar, dieses Level zu verteidigen, und fangen z. B. plötzlich einen Streit an, wenn eine ausgelassene und freudvolle Stimmung vorherrscht.

Diesen Punkt zu leben und zu integrieren, macht einen erheblichen Unterschied aus. Wenn wir uns in Gegenwart unserer Beziehungen wohlfühlen, Spaß haben und großartige Momente erschaffen, wollen wir mehr davon. Dies trifft auch auf den Umkehrschluss zu: Die meisten Beziehungen gehen auseinander, weil es langweilig ist. Unser Gehirn ist dopaminsüchtig und wenn wir über einen langen Zeitraum keine gemeinsame Freude mehr miteinander teilen, schläft die Partnerschaft ein. Und das ist Wahnsinn, denn wir sind lebendige, freudige Wesen mit grenzenloser Energie. Hier steckt ein Riesenpotenzial für lebendige Partnerschaften, indem Dinge zum ersten Mal getan, neue Hobbys ausprobiert, Reisen in unterschiedliche Länder und Kulturen unternommen werden usw. Warten Sie nicht darauf, dass Ihr Partner Vorschläge macht, sondern seien Sie die Inspiration. Irgendwann von ganz allein werden Sie miteinander immer neue Ideen kreieren und trotz eines herausfordernden Alltags freudige Momente erschaffen. Das ist der Klebstoff einer lebendigen Beziehung, haben Sie Spaß.

12 Freiheit & Würde

Freiheit und Würde sind essenzielle Bedürfnisse eines Menschen und Flow-Trigger. Um uns frei entfalten zu können, muss uns innerhalb der Beziehung das Gefühl vermittelt werden, wir könnten uns ausdrücken, in jeder nur erdenklichen Form und frei von Zwängen. Das bedeutet, bewusste, freie Wahlen zu treffen, die uns letztendlich guttun und unserer Mission dienen. Freiheit beinhaltet die Fähigkeit, zusammen allein zu sein. Zwischen zwei oder mehr Menschen gibt es immer mal Meinungsverschiedenheiten, die dazu führen, dass wir uns in einer Beziehung einsam fühlen. Die Kunst liegt darin, das lediglich zu fühlen, statt die andere Person von der eigenen Meinung überzeugen zu wollen, damit Sie sich nicht mehr allein fühlen. Die Fähigkeit, sich Raum zu geben. Wir haben gelernt, uns selbst und unser Gegenüber zu objektifizieren. Doch es geht darum, uns nicht als gegenseitige Bedürfniserfüllungsmaschinen zu sehen, sondern als Subjekte, die sich auf ihre Art entfalten wollen. In freien Beziehungen unterstützen sich Menschen darin, die eigenen Bedürfnisse frei zu leben und sich zu entwickeln, und sie finden gleichzeitig Wege für gemeinsame Zeit und gemeinsamen Raum.

So machen wir uns bewusst, dass es wichtig ist, unseren Partner zu ermutigen, zu inspirieren und zu unterstützen und ihm oder ihr dafür den Raum zu geben. Es darf Zeiten der Zweisamkeit geben und Zeiten des Alleinseins. Gerade als Paar ist es wichtig, sich selbst nicht zu vergessen und der eigenen Entwicklung nachgehen zu dürfen, um dann in der Begegnung miteinander ausgeglichener und ohne Abhängigkeit voneinander wirklich zu lieben. Ich glaube, dass jeder von uns mit einem einzigartigen Talent hier ist, um diese Bestimmung zu entdecken und zu verschenken. Wenn wir nicht den Mut haben, uns in einer Partnerschaft die Freiheit herauszunehmen, können wir nicht glücklich sein. Dafür braucht es zwei bewusste und reife Menschen, die nicht aus ihrem Ego heraus handeln, sondern aus der Liebe.

13 Nähe & Verbindung

Die meisten Menschen wünschen sich Nähe und Verbindung. Das bringt oft viele positive Gefühle mit sich, doch Nähe triggert auch alte Wunden und die damit verbundenen Emotionen und unseren Schatten. Viele Menschen haben sich ein Schutzschild zugelegt, so dass sie kaum noch berührbar sind. Doch manche Menschen durchbrechen unser Schutzschild und kommen uns dann nah. Damit werden wir berührbar und oft auch getriggert. Durch unseren hohen Individualismusgrad können wir den unangenehmen Gefühlen leicht aus dem Weg gehen. Vermeidungsmechanismen von Nähe sind Trennung, Rückzug, viel Arbeit, Geschäftigkeit, Medienkonsum, Alkoholkonsum, Dauerreden etc.

So machen wir uns bewusst: Um Nähe und Verbindung zuzulassen, muss ich meine Masken loslassen. Wir zeigen uns wahrhaftig und beobachten, wenn wir diametral zu dem Wunsch nach Nähe handeln. Sofern wir merken, dass wir getriggert sind und in alte Vermeidungsmechanismen verfallen, übernehmen wir dafür die volle Verantwortung und beschäftigen uns mit Schattenarbeit. Wir dürfen jederzeit über unsere Ängste reden und heilen mit dieser Ehrlichkeit zu unserem Partner und zu uns selbst. Beziehungen sind in der tiefen Hingabe eine Vergrößerung der eigenen Schatten und diese bringen die Riesenchance mit sich, als Heilungsbiotop zu fungieren. Die Wahl dazu treffen Sie und ich in jedem einzelnen Moment.

14 Durchsetzen

Nah sein und lieben kann auch bedeuten, sich durchzusetzen. Hiermit ist ein Durchsetzen von Dingen aus einer inneren Weisheit heraus gemeint. Etwas, von dem Sie in der Tiefe wissen, dass es richtig und wichtig ist und von Ihnen gesagt und durchgesetzt werden muss. Wir unterscheiden zwischen Führen und Herrschen. Herrschen ist egobasiert und bedeutet, seine Meinung mit allen Mitteln durchzusetzen, indem wir andere unterdrücken, manipulieren, jammern oder meckern. Führen heißt, einer eigenen inneren, lebenswichtigen Weisheit zu folgen und diese durchzusetzen. Wenn wir diese Fähigkeit nicht entwickeln, laufen wir Gefahr, in unseren Beziehungen geschluckt zu werden. Ein starkes WIR braucht ein starkes ICH.

Es ist von großer Bedeutung, das Thema »Durchsetzen« nicht misszuverstehen. Wir haben gelernt, dass ein Leben nach unseren Werten eine Richtschnur des Lebenswegs ist und, sofern wir nicht nach unseren Werten leben, vom Weg abkommen. Wenn wir Dinge schlucken und akzeptieren für kurzfristige Harmonie, obwohl diese gegen unsere Werte verstoßen, kommen wir vom Weg ab und fühlen uns schlecht. So dürfen wir lernen, dass ein »Nein« zu anderen ein »Ja« zu uns sein kann. Sie werden spüren, ob es sich gut und leicht anfühlt. Mit dieser inneren Stärke werden Sie ein anderes Niveau der Partnerschaft leben, weil daraus ein gegenseitiger Respekt entsteht.

15 Die Fähigkeit zur Hingabe

Ein nur scheinbares Paradoxon: Sich mit dem, was Sie als wesentlich erkannt haben, durchzusetzen, kann auch eine Form der Hingabe sein. Das Gegenteil von Hingabe ist alles, was nur das Ego-Einkaufsbeutelchen füllt, geleitet von der Frage: »Was habe ich davon?« Wenn wir vom Einkaufsbeutelchen auf die Hingabe umschalten, sind wir mit der Quelle verbunden und spüren, dass wir unendlich viel Liebe zu geben haben. Wir können uns jederzeit hingeben und verschenken, freundlich zu einem Menschen sein, uns an der Natur erfreuen, klare Worte sprechen, was immer in diesem Moment Hingabe bedeutet, einfach mit dem Leben im Kontakt sein. Echte Hingabe kommt aus uns heraus. Wir brauchen klare Werte, um sicherzustellen, dass unsere Hingabe nicht missbraucht wird.

Das bedeutet, wir geben uns in unseren Beziehungen voll hin, ohne eine Erwartung dahingehend, dass der andere dafür etwas leisten müsste. Wir lassen nicht zu, dass ängstliche Gedanken uns daran hindern, uns voll hinzugeben, weil diese Gedanken aus dem Ego kommen. Wir sind eins mit unserem Partner, deswegen fällt es uns leicht, uns vollumfänglich zu verschenken. So können wir uns fragen, was wir Gutes tun können, um die gemeinsamen Momente noch schöner zu gestalten. Aus dieser dienlichen Form der Hingabe entsteht wahrhaftige Co-Kreation.

16 Würdevolle Sexualität

Sexualität beginnt schon mit Ihrer Fähigkeit, sich als ein sexuelles Wesen wahrzunehmen und zu fühlen. Oft haben wir die Idee, dass wir Sexualität nicht (aus)leben können, wenn wir keinen Partner haben. Doch Sie sind Eros, immer. Sexualität ist ein heikles Thema. Wir können darin in unserer Würde verletzt sein, ratlos sein oder uns hilflos fühlen. Wir haben nicht die eine Sexualität, sondern wir haben ein Reptiliengehirn, das auf animalische Sexualität geeicht ist, ein Säugetiergehirn, das Fortpflanzung im Fokus hat, ein Großhirn, das mit Konzepten und Regeln zur Sexualität gefüllt ist. Außerdem haben wir in unserer Erziehung keine umfassende Anleitung zur würdevollen Sexualität mitbekommen oder gelernt, uns selbst als sexuellen Klangkörper wahrzunehmen.

Das Thema Sexualität ist für jeden individuell, da gibt es kein Richtig und kein Falsch. So darf zunächst jeder für sich festlegen, was er mag und was gefällt. Denn erst wenn wir selbst wissen, was wir wollen, können wir dies richtig kommunizieren. Und das darf und sollte dann auch klar, liebevoll und respektvoll miteinander besprochen werden. Sex ist, das Intimste miteinander zu verschmelzen, deswegen ist es wichtig, die Scham abzulegen und sich dem Partner voll zu öffnen und mitzuteilen. Auf Dauer kann eine lebendige Beziehung nicht funktionieren, wenn das Miteinanderschlafen keine Freude und Erfüllung bringt. Dies darf auch während der Partnerschaft angepasst und verfeinert werden. Der körperliche Austausch als Akt der Liebe ist die vollkommene Hingabe, so sollte dies würdevoll, leidenschaftlich und ekstatisch zelebriert werden. Seien Sie es sich wert, lebendigen Sex zu genießen.

17 Higher Purpose

Wenn eine Beziehung einem sogenannten Higher Purpose folgt, einem höheren Zweck, der über das hinausgeht, was wir wollen, können wir Berge versetzen und werden vom Leben unterstützt. Zu Beginn einer Beziehung gibt es zunächst vielleicht noch andere Prioritäten wie Verliebtsein, Sex, Kinder und Hausbau. Doch die meisten Gründe, warum Beziehungspartner zusammenkommen, wandeln sich im

Laufe der Zeit. Irgendwann stellt sich die Frage: »Was ist der tiefste Sinn Ihrer Beziehung?« Wenn Sie eine heilige Beziehung pflegen, die mit Sinn gefüllt ist, werden Sie über sich hinauswachsen und Schwellen, an denen Sie früher stehen geblieben sind, überwinden. Diese Art von Beziehung dient nicht dem Selbstzweck, sondern einem größeren Ganzen.

Das ist die schönste und erfüllendste Form einer Partnerschaft. Hier steht die Frage im Mittelpunkt: Was haben die anderen davon, dass Sie zusammen sind? Es geht nicht mehr nur um Sie zwei, sondern darum, gemeinsam etwas Größerem zu dienen. An diesem Punkt des Entwicklungsgrads ist Ihnen bewusst, dass Sie sich einer höheren Aufgabe verschenken dürfen. Idealerweise an etwas, das vielen Menschen hilft. Das kann sein, ein gemeinsames Buch zu schreiben oder eine wohltätige Organisation zu gründen. Vielleicht pflanzen Sie gemeinsam Bäume in verschiedenen Ländern auf der Welt. Oder Sie stellen eine digitale Videoreihe für Kinder zur Verfügung, mit der Sie helfen, deren Probleme zu verstehen. Eine Möglichkeit ist, sich eine Liste zu machen mit den acht größten Weltproblemen und sich davon die drei für Sie wichtigsten herauszusuchen. Was können Sie gemeinsam tun, um diese Probleme zu lösen? Fragen Sie sich nicht, wie das gehen soll, der Weg entsteht mit dem ersten Schritt. Das wird Ihnen eine tiefe Erfüllung schenken, weil Sie den Sinn des Lebens und die Aufgabe Ihrer Seele verstanden haben.

18 Heilen

Eine wirklich lebendige Beziehung ist ein Heilungsbiotop. Die Menschheit hat über viele Generationen Leid und traumatische Situationen durch z. B. Kriege, Gewalt und Umweltkatastrophen erfahren müssen. In diesem Schmerz richten wir auf der Welt viel Schaden an. Deshalb müssen wir uns selbst heilen und Beziehungen schaffen, in denen Heilung geschieht, zum Wohle aller Wesen. Heilung bedeutet Ganzwerdung, bedeutet, Licht und Schatten zu integrieren und sich an seine Essenz und Heimat zu erinnern. Es gibt eine höhere Ordnung in allem. Heilung bedeutet, diese Ordnung zu erkennen und anzuerkennen und in ihr zu leben. In dem Augenblick, in dem Sie denken, einen Fehler zu sehen, werden Sie Teil des Problems. In einem Heilungsbiotop wandelt sich Angst in Liebe um. Wenn ein Mensch Angst hat, wird er nicht zeigen, wer er oder sie in Wirklichkeit ist und was ihn auszeichnet.

Dann heißt es, zu heilen und füreinander da zu sein, und zwar bedingungslos. Wir machen uns bewusst, dass wir alle in irgendeiner Form verletzte Kinder sind und genau das zu einer transformierenden Entwicklung beitragen kann. Jetzt übernehmen wir die Verantwortung und fühlen unsere Verletzung, so können wir sie gehen lassen. Wir handeln aus unserem Bewusstsein heraus und nehmen wahr, was das Richtige für uns und unseren Partner ist. Wir schaffen ein Umfeld des Wohlfühlens. Dann sehen wir den anderen und erkennen uns selbst. Wir schauen mit einem milden Auge der Liebe. So treffen wir gemeinsam bewusst die Wahl, miteinander zu heilen, und verpflichten uns mit klarer Absicht, diesen Weg zu gehen. Unsere Aufgabe ist es, ein Umfeld der Potenzialentwicklung zu schaffen und voll zu erblühen.

19 Vergebung als Lebensstil

Einer der Hauptgründe, warum wir uns nicht vergeben können, ist wahrscheinlich der Mangel an schönem Leben. Wir hätten sonst keine Zeit, uns mit Schuldvorwürfen aufzuhalten. Die Hölle ist das Gefängnis unseres Geistes, der die alten schmerzhaften Ereignisse immer wieder durchspielt. Sie glauben, dass Sie einer anderen Person vergeben müssten, doch Sie müssen sich selbst vergeben. Sie bestrafen sich, indem Sie sich das Ereignis immer wieder vor Augen führen. Strafe belastet Ihre Seele und Ihre Aufgabe ist es, glücklich zu sein.

Nicht vergeben beruht auf zwei Irrtümern.

1. Die Situation hätte anders passieren sollen. An dieser Stelle hängen Sie im »Warum?« fest und glauben, dass etwas hätte anders sein müssen, doch die Dinge sind, wie sie sind.

2. Der andere hätte anders handeln sollen oder können. Das konnte er oder sie nicht. Die Person hat ihr Bestes gegeben.

So könnte Ihr Satz der Vergebung folgendermaßen beginnen:

»Ich wähle bewusst, dieses Ereignis … anders sehen zu wollen. Ich sehe, dass mein Körper, mein Geist und mein Emotionalkörper verletzt worden sind, aber meine Seele ist frei.«

Und wenn Sie wirklich vergeben, sind Sie frei. Sie waren die ganze Zeit frei, doch Ihre Gedanken haben ein Gefängnis kreiert. Dem oder der anderen ist es wahrscheinlich völlig egal, ob Sie wütend sind, oder er weiß es nicht einmal. Deswegen schaden Sie sich nur selbst, weil Sie sich eines besonderen Geschenks berauben: des Augenblicks. Lernen Sie, zu vergeben und loszulassen. Nehmen Sie bewusst wahr, wenn Sie einen solchen Gedanken haben und/oder in alte Muster verfallen. Niemandem ist damit geholfen, wenn Sie sich ärgern, einen Groll hegen oder sogar im Hass sind. Diese niedrigen Energiezustände produzieren ausschließlich noch mehr Negativität. Die Vergangenheit ist vergangen und kommt nie wieder.

20 Lieben

Die Liebe liebt uns so sehr, dass sie uns die freie Wahl lässt, sich für sie zu entscheiden. In einem Streit können sie innehalten und nach dem Verbindenden suchen, in einem Moment der Hoffnungslosigkeit können sie Trost und Hoffnung schenken. Seien Sie eine Quelle der Liebe. Und machen Sie sich bewusst: Ein Wunder ist etwas, das bisher von Ihnen nicht für möglich gehalten wurde, z. B. die Idee, dass Sie ohne einen großen Prozess einfach heilen können, dass Sie einfach vergeben können, dass Sie von einem auf den anderen Moment für Freude gehen können. Wunder sind jederzeit möglich.

Mit diesen wundervollen Worten möchte ich das Kapitel 9 über die Liebe abschließen. Ich hoffe, dass es Ihnen einen neuen Blickwinkel auf die Liebe und das Lieben ermöglicht hat. Seien wir mutig und geben wir uns immer tiefer der Liebe hin, denn das ist es, was wir alle sind.

Ich ermuntere mich selbst und auch Sie dazu, mutig zu sein und uns immer tiefer der Liebe hinzugeben. Liebe kann uns verwundbar machen, aber sie schenkt uns auch wahre Verbundenheit, Glück und Wachstum. Indem wir uns der Liebe öffnen und sie großzügig verschenken, können wir nicht nur unsere eigenen Herzen erfüllen, sondern auch das Leben anderer bereichern.

Möge die Liebe uns stets begleiten und uns Kraft und Freude schenken. Ich danke Ihnen für Ihre Teilnahme an diesem Kapitel und wünsche Ihnen alles Gute auf Ihrer weiteren Reise der Liebe.

Was sind Ihre wichtigsten Erkenntnisse aus diesem Kapitel?

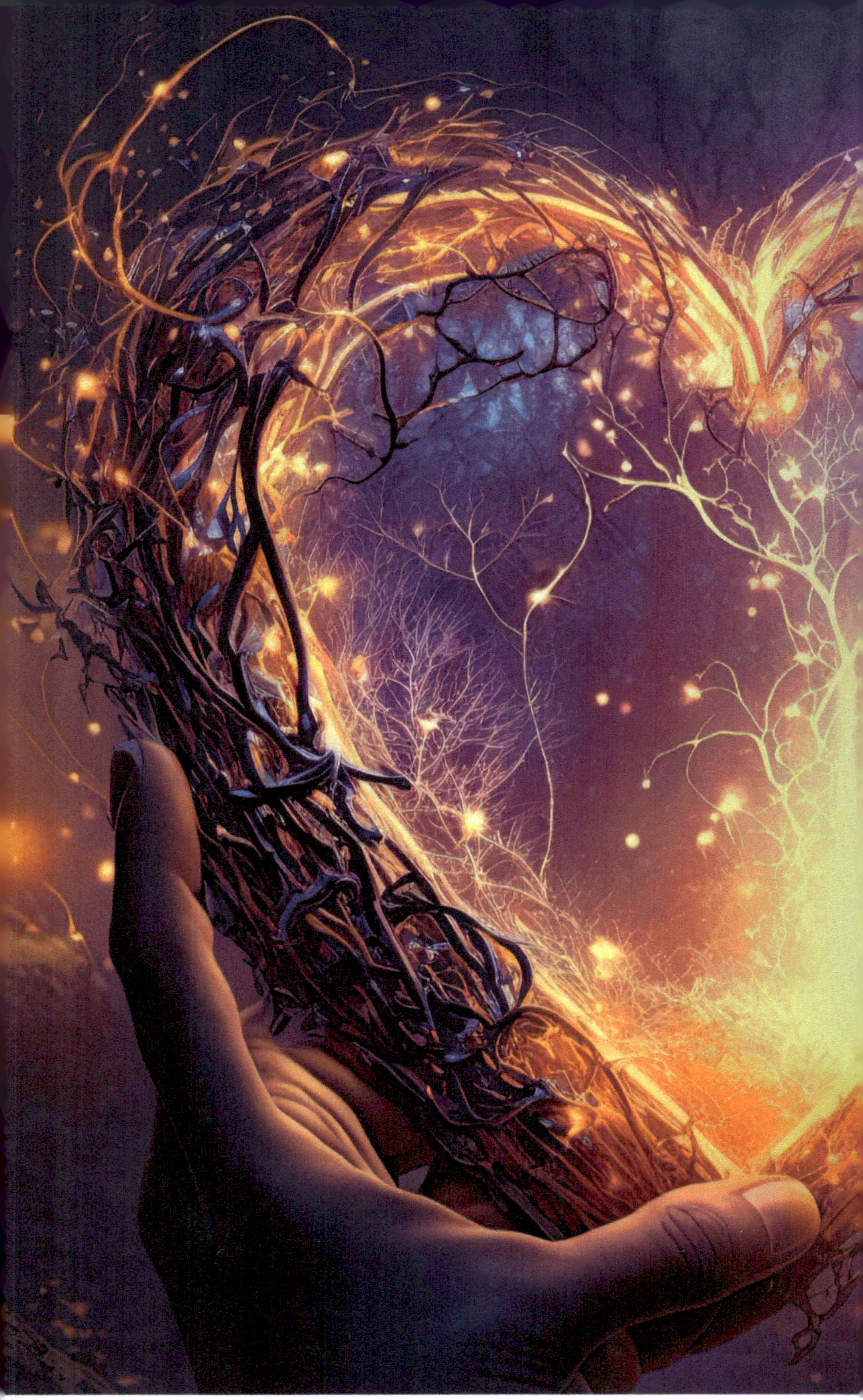

10.

Verschenken und dem Fluss des Lebens dienen

Die letzten drei Kapitel fließen nahtlos ineinander über und behandeln ein Thema, das jenseits des Egos und des Verstandes liegt. Es geht um die Verbindung mit unserem höheren Selbst. In diesem Zusammenhang wird eine Spirale des Bewusstseins betrachtet, eine Art Landkarte, die die verschiedenen Entwicklungsstufen des Bewusstseins darstellt. Ich gehe davon aus, dass die menschliche Natur nicht festgelegt ist, sondern einem ständigen Wandel unterliegt. Sie ist ein offenes System, das sich kontinuierlich weiterentwickelt, so, dass es verschiedene Bewusstseinsebenen gibt, die auf unterschiedlichen Reaktionen von existenziellen und sozialen Herausforderungen basieren.

Die Erkenntnis besteht darin, dass sich unsere Sichtweise auf die Welt, unsere Werte und unsere Verhaltensweisen ändern, wenn eine neue Bewusstseinsebene in uns aktiviert wird. Es geht darum, dass wir uns bewusst werden, dass wir uns in einem dynamischen Prozess befinden, in welchem wir uns von älteren, weniger entwickelten Verhaltensweisen lösen und höhere Ordnungen des Bewusstseins erreichen.

Die Idee ist, dass wir uns in einem ständigen Entfaltungsprozess befinden, bei dem wir uns immer mehr mit der Liebe verbinden und unser wahres Selbst zum Ausdruck bringen. Es geht darum, mutig zu sein und uns immer tiefer der Liebe hinzugeben, denn letztendlich ist die Liebe das, was wir alle sind. Um zu erkennen, dass alles miteinander verbunden ist, bedarf es eines Quantensprungs des Bewusstseins in das integrale Denken. Ich erzähle Ihnen das im Kontext der letzten drei Kapitel, hierzu tauchen wir in das *weltzentrische* Denken ein und gehen über in das *kosmozentrische* Denken. Von da aus sehen Sie alles aus einem höheren Kontext heraus, Sie dienen und verschenken sich. Sie haben noch ein Ego, doch das nehmen Sie nur noch wahr, es bestimmt nicht mehr über Ihr Leben, ob Sie sich gut oder schlecht fühlen. Sie sind der vollkommene Beobachter und leben aus Ihrem »**Ich bin**«. So nehmen Sie wahr, was zu tun ist, und tun es. Sie handeln im Streben der Welt und des Kosmos.

Was bedeutet es, sich zu verschenken und dem Fluss des Lebens zu dienen?

Aus meiner Beobachtung und Wahrnehmung heraus geht dieses »sich dem Leben verschenken und dienen« einher mit dem eigenen Sich-gefunden-Haben, mit dem Zweck der Existenz, der eigenen Bestimmung. Ganz einfach gesagt, Sie tun das, wofür Sie hier sind. Und zwar völlig selbstlos und mit grenzenloser Energie. Sie leben dann in völliger Hingabe und sind verbunden mit der Quelle, dem Allerhöchsten. Alles geschieht in Leichtigkeit, Freude und Glückseligkeit. Sie ziehen die richtigen Umstände und die richtigen Menschen in Ihr Leben. Wahrscheinlich löst das, was Sie tun, ein Weltproblem bzw. etwas, was vielen Menschen hilft. Dabei interessiert Sie nicht das Ende der Aufgabe, sondern der Weg in jedem Moment. Es kann sein, dass Sie in Ihrer gegenwärtigen menschlichen Inkarnation nicht zur Fertigstellung der Aufgabe gelangen, doch Sie legen den Weg für die transformierende Mission. Oft wird erst viele Jahre nach Ihrem Ableben erkannt, welch große Bedeutung Ihre Aufgabe im Kontext des weltlichen Problems darstellt. Sie verschenken sich also, dienen dem größeren Kontext und sind der Sache wegen erfüllt. Sie leben völlig gegenwärtig und nehmen wahr, was zu tun ist. Ihre energetische Schwingung ist eingependelt in Dankbarkeit und Liebe, so strahlen Sie ein anziehendes und ermutigendes Licht aus. In der Hingabe an den Fluss des Lebens ist Ihnen bewusst, dass alles kommt und geht, und Sie sind eins mit der Natur und den universellen Gesetzen.

Um diese Bewusstseinsebene in Ihrem Leben zu verwirklichen, müssen Sie nichts tun. Ja, Sie haben richtig gelesen – um dorthin zu gelangen, dürfen Sie ein Meister des Nichtstuns sein.

Das Prinzip des *Wu-Wei,* auch bekannt als die Kunst des Tuns durch Nicht(s)-Tun, stammt aus der fernöstlichen Lehre des Taoismus, die vom chinesischen Philosophen Laotse begründet wurde. In seinem Hauptwerk, dem »Tao Te King«, werden paradoxale Prinzipien behandelt, die das Handeln ohne Verlangen und Loslassen thematisieren. Es ist ein Konzept, das schwer mit Worten zu erklären ist, da es jenseits des sprachlichen Ausdrucks liegt.

Laotse betont, dass der Geist, der erklärt werden kann, nicht der ewige Geist ist, und der Name, der genannt werden kann, nicht der ewige Name ist. Der Ursprung des Universums liegt im namenlosen Nichts, während die formgebende Mutter der Schöpfung im namenhaften Sein liegt. Das Nichts zu erkennen ermöglicht uns, das wunderbare Wesen der Welt zu sehen, während das Sein uns die Formen offenbart. Beide Aspekte sind letztendlich eins und beinhalten ein tiefes Geheimnis und noch tiefere Geheimnisse, die das Tor zu allem Wunderbaren sind.

Um das Konzept auf eine konkrete Ebene zu bringen, stellen Sie sich einen Fluss vor. Er entspringt irgendwo als Quelle, fließt als Bach und kann sich im Laufe der Zeit zu einem großen Strom entwickeln. Je nach Umgebung kann er schnell oder langsam fließen. Der Fluss fragt sich nicht, was gut oder schlecht ist, er denkt nicht über Vergangenheit oder Zukunft nach oder über bestimmte Ziele, die er erreichen möchte. Er ist einfach da und fließt, und seine Ankunft ist gewiss. Der Fluss nimmt die Veränderungen um ihn herum auf und trägt sie auf seinem Weg, ohne dass sich etwas an seiner Essenz, dem Sein eines Flusses, ändert.

In den Worten von Bruce Lee: »Leere deinen Geist. Werde formlos, gestaltlos – wie Wasser. Sei Wasser, mein Freund.« Auch wenn wir kein Wasser sind, sind wir doch grenzenlose Energie. Wir brauchen nichts zu tun, außer zu sein. Alles geschieht in natürlicher Ordnung, es gibt nichts zu erzwingen. Wir geben uns vollständig hin und lassen unsere Energie fließen. Auf diese Weise tauchen wir immer tiefer in das *Wu-Wei* ein.

Wu-Wei bedeutet »Nichts tun«, »geschehen lassen« und »nicht eingreifen«. Es kann eine Grundhaltung sein, die einen sinnvollen und harmonischen Umgang miteinander ermöglicht. *Wu-Wei* bedeutet auch, den Weg freizugeben und besonders das Ich, das Ego, loszulassen, da dieses für Selbstsucht und Uneinigkeit verantwortlich ist. Auf einer höheren Ebene ist es das Fehlen von Wünschen, was automatisch zur Befreiung von Spannungen führt. Das Leben darf sich frei entfalten, mit uns und durch uns. *Wu-Wei* bedeutet des Weiteren, auf Sicherheit zu verzichten. Weise Menschen haben immer auf die Dummheit des Strebens nach Sicherheit hingewiesen, da dies dem stets dynamischen Leben widerspricht. Es ist wichtig zu erkennen, dass es keine wirkliche Sicherheit gibt, da alles im ständigen Wandel ist. Das Streben nach übermäßiger Sicherheit widerspricht dem Vertrauen und der Hingabe ans Leben. Natürlich gibt es bestimmte Dinge, die im menschlichen Kontext notwendig sind, aber das Streben nach übermäßiger Sicherheit sollte hinterfragt werden.

Es ist eine Illusion zu glauben, dass wir durch Absicherung vor allem Übel geschützt sind. Tatsächlich ziehen wir durch unser ständiges Absichern energetisch genau das an, wovor wir uns eigentlich schützen wollen. Das Gesetz der Anziehung besagt, dass das, worauf wir unsere Aufmerksamkeit richten, in unsere

Realität gezogen wird. Wenn wir also ständig Ängste und Unsicherheiten projizieren, manifestieren wir sie in unserer inneren und äußeren Welt.

Es ist wichtig zu erkennen, dass wir alle mit einer Quelle verbunden sind – einer höheren, transzendenten Kraft. Dieses Buch möchte dazu beitragen, dass wir uns an diese Verbindung erinnern. Es geht darum, unsere Intuition wiederzuentdecken und wahrzunehmen. Die Weisheit und das Wissen liegen bereits in uns. Dazu müssen wir paradoxerweise nichts wissen und nichts tun. Wir müssen einfach den Geist leeren und bereit sein, Empfangenes auch anzunehmen.

In der hektischen und reizüberfluteten Welt, in der wir leben, ist es besonders wichtig, sich zurückzuziehen und in die Stille einzutauchen. In diesem Zustand des Nichtwissens, Nichtmüssens und Nichttuns liegt unsere Essenz. Durch die Stille können wir die Dramen und äußeren Einflüsse wie in einer Matrix wahrnehmen und uns davon distanzieren. Wir können beobachten, still werden und wahrnehmen, was in diesem Moment für uns richtig ist.

Ich lade Sie ein, es auszuprobieren, wie bereits in den vorherigen Kapiteln beschrieben. Beginnen Sie mit nur 15 Minuten Stille pro Tag. Es wird Ihr Leben verändern. Wie schon in den Worten von Laotse gesagt wurde: »Bevor Himmel und Erde entstanden, gab es etwas Unbestimmtes. Wie ruhig! Wie leer! Es steht allein und unveränderlich; das Tao wirkt überall und unermüdlich.«[7]

Hingabe und Verschenken bedeuten für mich, sich selbst und dem Leben zu vertrauen. Die tiefe innere Klarheit, dass alles richtig ist, und das Schöpfen der eigenen Kraft aus der eigenen Essenz heraus.

In dem Moment, in dem unser Geist aufhört, krampfhaft die Welt zu begreifen und zu erklären, öffnet sich der Zugang zum Tao. Wir müssen lernen, unsere Gedanken und Gefühle loszulassen und uns in einen Zustand der Einfachheit zu begeben. Im Taoismus streben wir danach, ein natürliches Vertrauen in unsere eigenen Fähigkeiten und den natürlichen Fluss der Dinge zu entwickeln. Es ist zum Scheitern verurteilt, wenn wir versuchen, uns selbst vollständig zu kontrollieren. Unser Verstand sollte nicht in eine bedeutungslose Leere verfallen, sondern die angeborene spontane Intelligenz nutzen, ohne sie zu erzwingen.

Vielleicht spüren Sie, wie ich um die »richtigen« Worte ringe und in diesem Kapitel mehr Zitate zur Unterstützung in meine Wort einbeziehe, denn, wie anfangs beschrieben, kann der Kern dieser letzten drei Kapitel nicht in Worten beschrieben werden. Dies haben vor mir Philosophen, Mystiker und die Weisen der Welt bereits über Jahrtausende hinweg beschrieben und selbst deren Worte reichen nicht aus, um zu verstehen, was nur erfahren werden kann. Die Idee meines Buches ist es, einen Samen zu pflanzen, der mehr Möglichkeiten schafft und neue Blickwinkel ermöglicht. Lassen Sie den Raum für »Wunder« in jedem Moment geöffnet und entspannen Sie sich in dem Nichtwissen. All das klingt paradox und das ist es auch, wir sind mit allem verbunden, tragen somit die gesamte Existenz und das Allwissen in uns und gleichzeitig wissen wir nichts. Wenn Sie nachts in den Sternenhimmel schauen, wissen Sie, was ich gerade versuche zu beschreiben, wenn Sie am Strand sitzen und die endlose Weite des Meeres betrachten, wissen Sie, was ich meine, wenn Sie die Schönheit eines Sonnenuntergangs sehen, wissen Sie, was ich meine. In Verbindung mit der Natur sind solche Erfahrungen wahrnehmbar und dort geschieht ganz von selbst eine vollkommene Hingabe. Sicher kennen Sie solche Momente, in denen Raum und Zeit nicht mehr existent, Sie eins mit den Wellen und dem Sonnenuntergang waren. Das ist Hingabe und vollkommene Gegenwärtigkeit. In diesem Moment sind keine Gedanken, die den täglichen Zirkus kreieren, sondern Sie sind verbunden. Die gute Nachricht ist, dass Sie mithilfe dieses Wissens öfter eintauchen können in diesen speziellen Raum. Sie »müssen« es nur tun.

Sodann hören Sie auf, zu viel zu überlegen, und beginnen wahrzunehmen. Geben Sie sich dem Leben und der Existenz voll hin und seien Sie gegenwärtig, beginnen Sie, der Beobachter zu sein. In den ersten Kapiteln habe ich Ihnen beschrieben, wie das geht. So möchte ich Sie erneut dazu auffordern: Nutzen Sie diese Möglichkeit, das zu trainieren, was dem Grunde nach sowieso in Ihnen ist. Ganz einfach ausgedrückt müssen Sie nichts tun, außer sich zu erinnern. Verlieren Sie sich vollkommen im Moment und dem Mantra:

Alles kommt zu mir, in Freude,
Leichtigkeit und Herrlichkeit.

Bedeutung dieses Kapitels

Wir dürfen also festhalten: Sich vollständig zu verschenken und dem Fluss des Lebens zu dienen, ist eine Art spirituelle Praxis, die uns hilft, uns mit einer größeren Wirklichkeit zu verbinden und unsere wahre Natur als Teil des Göttlichen anzuerkennen. In vielen spirituellen Traditionen wird gelehrt, dass wir alle eine innere Essenz haben, die mit der universellen Essenz, dem Göttlichen, verbunden ist. Diese Essenz kann durch verschiedene Praktiken wie Meditation, Gebet, Yoga und/oder Achtsamkeitserfahrungen erreicht werden. Wenn wir uns vollständig verschenken und dem Fluss des Lebens dienen, erkennen wir, dass diese innere Essenz untrennbar mit allem verbunden ist, was existiert. Wir erkennen, dass das Leben selbst eine Manifestation des Göttlichen ist und dass wir dazu aufgerufen sind, dem Göttlichen in allem zu dienen. Indem wir uns voll hingeben, entdecken wir oft die tiefere Bedeutung und Sinnhaftigkeit unseres Lebens. Wir erkennen, dass wir Teil von etwas Größerem sind und dass jeder von uns eine wichtige Rolle spielt. Wir werden uns bewusst, dass wir hier sind, um anderen zu dienen und unsere Gaben und Talente zum Wohle der Welt einzusetzen.

Wie machen wir das?

Dies kann auf verschiedene Arten geschehen, wie beispielsweise durch altruistische Handlungen, Unterstützung von sozialen oder ökologischen Projekten und/oder durch die Entfaltung von kreativen oder spirituellen Talenten zum Nutzen anderer. Auch hier beginnt alles mit einem ersten Schritt. Heben Sie z. B. Müll auf, wenn Sie spazieren gehen. Nicht den ganzen Weg, sondern jeden Tag ein bisschen. Gucken Sie in Ihrem Umfeld und in Ihrer Region, wo und wie Sie helfen können, und probieren Sie es aus. Seien sie jederzeit großzügig, spenden Sie Geld, Ihre Zeit und seien Sie immer guter Dinge. Sie werden sehen, es fühlt sich wunderbar an. Und Sie lernen wundervolle gleichgesinnte Menschen kennen. Indem wir uns vollständig verschenken und dem Fluss des Lebens dienen, werden wir ein tiefes Gefühl von Bedeutung und Erfüllung finden und gleichzeitig dazu beitragen, eine positivere und nachhaltigere Welt zu schaffen. Durch das Vorleben von Selbstlosigkeit, Hingabe und Achtsamkeit stellen Sie sicher, dass Ihr Handeln ehrlich, authentisch und ausgerichtet ist. Sie werden dadurch auch andere an Ihr Licht erinnern, somit tragen Sie ganz von allein dazu bei, Ihr Umfeld mit Liebe und Hingabe zu beschenken. Auf diese Art und Weise kann sich wirklich, wahrhaftig und langfristig etwas im kollektiven Bewusstsein ändern.

Wenn wir uns vollständig verschenken, entdecken wir oft eine tiefe Verbindung zu anderen Menschen, zur Natur und zum Universum als Ganzes. Wir nehmen wahr, dass unser Handeln Auswirkungen auf die Welt um uns herum hat. Es gibt keinen schöneren Weg, unser eigenes Potenzial zu nutzen.

Ich bin sehr gespannt, was dieses Kapitel mit Ihnen macht, und möchte Sie dazu einladen, Ihre eigenen Bedürfnisse dabei nicht zu übersehen. Es ist Ihr Leben und wenn es Ihnen gut geht, können Sie noch viel mehr Gutes geben. Hören Sie in sich hinein, in Stille. Alle Antworten sind bereits da, mit leerem Geist werden Sie wundervolle Eingebungen empfangen, die Ihrem wirklichen Lebenssinn entsprechen. Ich wünsche Ihnen viel Spaß, Freude und Leichtigkeit dabei.

Was sind Ihre wichtigsten Erkenntnisse aus diesem Kapitel?

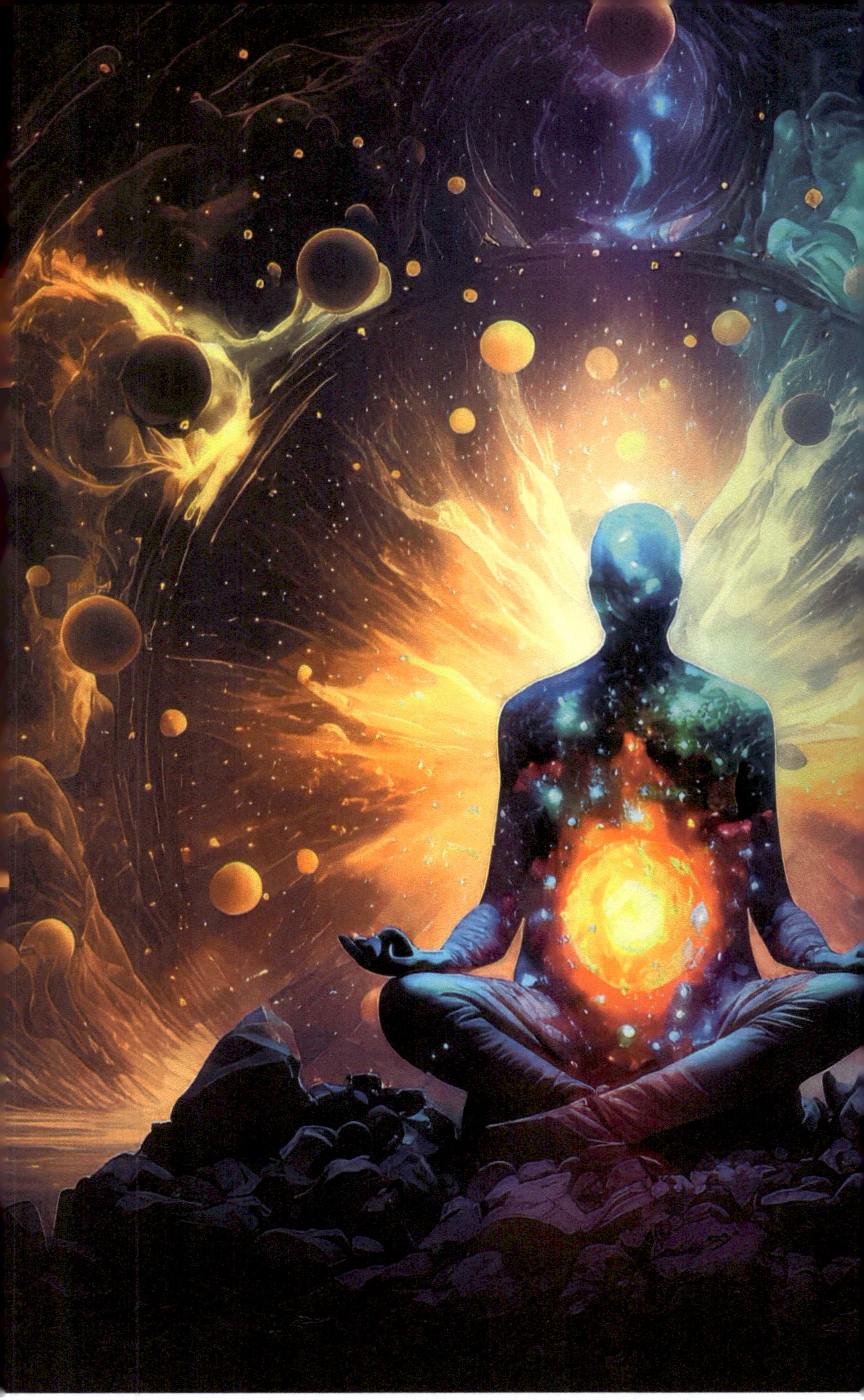

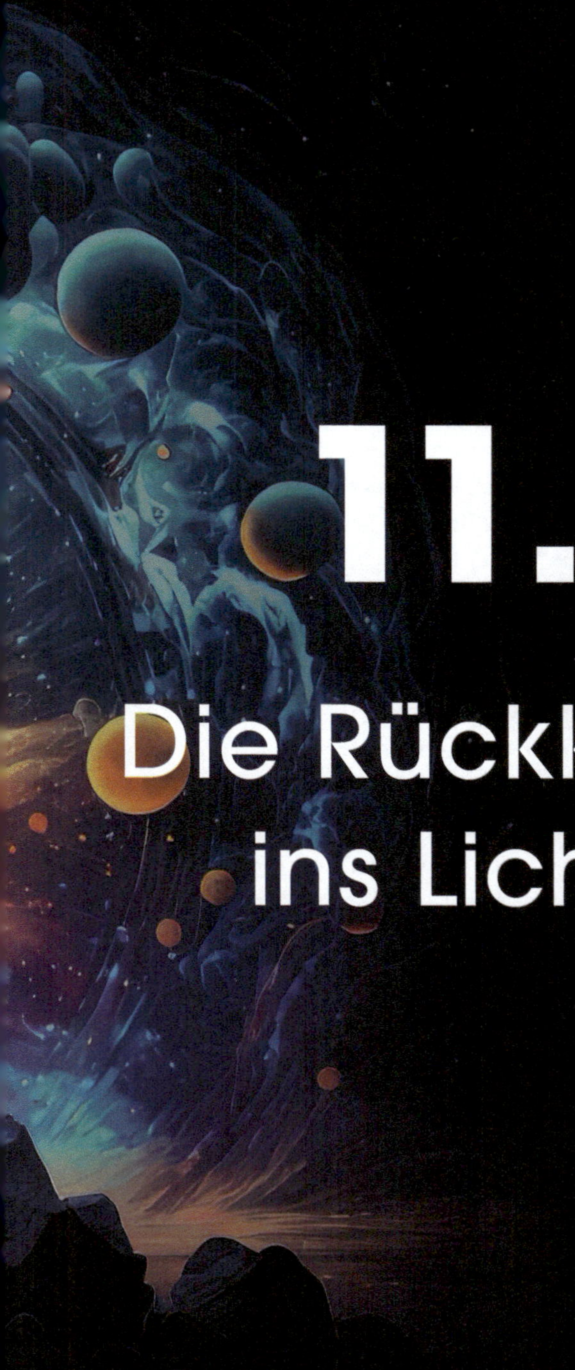

11.

Die Rückkehr ins Licht

Da wir uns nun lange genug kennen, wird es wirklich persönlich. In den ersten Kapiteln habe ich Ihnen schon von meinem Autounfall mit 250 km/h erzählt, damit einhergehend möchte ich im Kontext dieses Kapitels noch mal das Thema aufgreifen. Dass ich diese Situation überlebt habe, ist ein Wunder und bis heute weder für mich noch für die Ärzte oder alle anderen Beteiligten begreifbar. So dürfen wir von einer Nahtoderfahrung sprechen. Dieses spannende Phänomen geschieht gar nicht so selten. Millionenfache Erfahrungen und Berichte werden weltweit gezählt. So möchte ich zunächst mit der Erklärung des Begriffs aus Wikipedia beginnen und anschließend dieses Thema aus meiner Erfahrung und der spirituellen Sichtweise beschreiben.

Vor meiner persönlichen Erfahrung hätte ich das Thema wahrscheinlich als esoterischen Humbug abgetan, mit dieser Erfahrung jedoch wurde mir ein sehr spirituelles Erlebnis zuteil. Ich darf Ihnen sagen, dass es die tiefste und schönste Erfahrung meines Lebens war. Raum und Zeit haben nicht mehr existiert, alles geschah in völliger Zeitlupe und einer unglaublichen, beruhigenden Stille. Ein wunderschönes magisches goldenes Licht hat mir den tiefsten Frieden und die tiefste Form der Liebe geschenkt, die ich jemals fühlen durfte. Ich befand mich in einem völligen angst- und schmerzfreien Zustand. Pure Freude und endlose Glückseligkeit wurden mir zuteil. Ich fühlte keinerlei Angst mehr vor dem Tod, im Gegenteil, ich durfte wahrnehmen, dass das, was danach kommt, so unglaublich schön ist, dass jedes Wort als Versuch der Beschreibung einem Witz ähneln würde. Im Prinzip war es eine Art Außerkörpererfahrung, ein Schwebeerlebnis mit der Beobachtung meines eigenen Körpers. Und ich darf Ihnen sagen, dass diese Erfahrung mein ganzes Leben verändert hat. Vielleicht darf ich deswegen die Worte für dieses wunderschöne Buch empfangen.

Nun möchte ich Sie nicht dazu ermutigen, den Weg einer Nahtoderfahrung zu suchen, sondern Sie für die Möglichkeit öffnen, zumindest den Tod zu hinterfragen und offen zu sein für die Rückkehr ins Licht.

Was ist denn, wenn es das, wovor die meisten Menschen auf der Welt so große Angst haben, so gar nicht gibt?
Wenn wir uns, ohne zu erwachen, nicht daran erinnern können, um unsere Erfahrungen in der jeweiligen Inkarnation machen zu können? Stellen Sie sich einmal vor, jeder Mensch, der geboren wird, wüsste, dass es ein Leben nach dem körperlichen Ableben gibt. Dass die Wirklichkeit reines, grenzenloses Bewusstsein ist und nichts Wirkliches bedroht und verletzt werden kann. Ich glaube, dann würden die eigentlichen Lernaufgaben und Erfahrungen nicht mehr möglich sein. Sodann wäre die Zeit hier auf der Erde in der Dualität sinnlos. Wahrscheinlich würde sich eine große Gleichgültigkeit einschleichen, da sowieso nichts passieren kann.

So glaube ich, dass eine gewisse Bewusstheit schon vorhanden sein darf, um mit diesen nicht beweisbaren und nicht beschreibbaren Erfahrungen umgehen zu können.

Durch zunehmendes Wissen darüber in Verbindung mit Bewusstheit und Spiritualität kann viel wahrhaftiger gelebt werden und das kollektive Bewusstsein der Menschheit in eine ganze andere Dimension steigen. Was ist, wenn solche Erfahrungen unser Bewusstsein darauf vorbereiten, dass es die so oft beschriebene Grenzenlosigkeit des Seins wirklich gibt und wir dadurch aufwachen und einen tatsächlichen Beitrag während unserer Inkarnation leisten?

Wie gesagt, es gibt dafür keine eindeutigen Beweise, auch ich kann es nicht beweisen. Ich kann Sie ausschließlich an meinen Erfahrungen teilhaben lassen und Ihnen Ideen zum

Nachdenken schenken, die Sie dazu ermutigen könnten, sich dem Thema weiter zu öffnen.

Durch die Thanatologie (Sterbeforschung) beschäftigt sich nun auch die Wissenschaft zunehmend mit dem Thema der Nahtoderfahrung und dem Leben nach dem Tod. Wenn Menschen in lebensbedrohlichen Situationen Nahtoderfahrungen machen, berichten sie von tiefgreifenden persönlichen Erlebnissen, die oft als transzendente Erfahrungen wahrgenommen werden. Diese Erfahrungen gehen über das hinaus, was im Alltagsbewusstsein erfahrbar ist. Typische Elemente und Gefühle, die mit Nahtoderfahrungen verbunden sind, umfassen ein bewusstes Sein ohne den physischen Körper, die Wahrnehmung eines Tunnels, eines Lichts oder einer anderen Dimension sowie Gefühle von Liebe, Frieden, Geborgenheit und Schmerzlosigkeit. In einigen Fällen berichten Menschen auch von Begegnungen mit verstorbenen Angehörigen oder anderen Wesen.[8]

Die Erklärungen für diese Phänomene reichen von naturwissenschaftlichen bis hin zu spirituellen Ansätzen. Nahtoderfahrungen werden unabhängig vom kulturellen und religiösen Hintergrund der betroffenen Personen in verschiedenen Kulturen beschrieben. Diese Erfahrungen können als mystisch betrachtet werden, da sie eine Verbindung zur Transzendenz und zum Einheitsbewusstsein beinhalten. Menschen, die Nahtoderfahrungen gemacht haben, haben oft Schwierigkeiten, ihre Erlebnisse mit Worten auszudrücken, da sie jenseits des intellektuellen Verständnisses liegen und eher mit emotionalen Zuständen vergleichbar sind. Die Erinnerung an diese Erfahrungen ist oft sehr klar und geht mit Veränderungen in der Einstellung und im Verhalten einher.

Diese Beschreibungen von Nahtoderfahrungen stimmen mit Berichten von Menschen aus verschiedenen Kulturen und über verschiedene Zeitalter hinweg überein, was auf die Bedeutung und Universalität dieser Erfahrungen hinweist.

Aus spiritueller Sichtweise werden Nahtoderfahrungen oft als Erfahrungen beschrieben, die das Bewusstsein erweitern und zu einer tiefen Transformation führen. Es wird angenommen, dass während einer Nahtoderfahrung die Seele oder das Bewusstsein vorübergehend den Körper verlässt und eine Erfahrung jenseits des physischen Körpers macht. Inmitten von Nahtoderfahrungen berichten viele Menschen von einem starken Gefühl der Verbundenheit mit der gesamten Existenz und einem tiefen Verständnis für die Natur des Universums. Diese Erfahrungen können dazu führen, dass Menschen das Leben in einem neuen Licht betrachten und eine tiefere Wertschätzung für seine Bedeutung entwickeln. Nahtoderfahrungen können auch den Glauben an ein Leben nach dem Tod oder an eine spirituelle Dimension stärken. Menschen, die solche Erfahrungen gemacht haben, können ihr Leben neu bewerten und sich auf eine neue Art und Weise ausrichten, die von größerer Achtsamkeit, Dankbarkeit und Mitgefühl geprägt ist. Sie können zu einem tieferen Verständnis der eigenen Existenz und der Bedeutung des Lebens führen und zu einem erfüllten und sinnhaften Leben beitragen.

Aus dieser Perspektive kann der Tod als eine Art Geburt in einem anderen Leben oder einer anderen Realität betrachtet werden. Nahtoderfahrungen können somit als Vorboten eines voraussichtlichen Übergangs in eine andere Realität angesehen werden. Letztendlich kann die spirituelle Betrachtung von

Nahtoderfahrungen dazu beitragen, dass Menschen den Tod als Teil des Lebensprozesses akzeptieren und den Glauben an ein größeres spirituelles Universum stärken. Mit dieser Perspektive gewinnt der Tod eine ganz andere Bedeutung. Er sollte uns lehren, wie kostbar die »Zeit« ist, die wir hier auf der Erde in der menschlichen Inkarnation mit allen Lernaufgaben haben, und uns darauf vorbereiten, alles loszulassen. Denn der Tod bedeutet eben auch, alles loszulassen, woran wir oft so sehr haften.

In dem Moment, in dem uns bewusst wird, dass unser Leben dem Ende entgegengeht, stehen wir vor einer großen Herausforderung: Wir befinden uns in einer Situation, die wir zuvor noch nie erlebt haben, denn nun haben wir keine Kontrolle mehr über unser Leben. Es ist entscheidend, dass wir lernen, alles loszulassen. Das bedeutet, dass wir aufhören müssen, an unserem bisherigen Leben festzuhalten. Wir müssen uns von unseren engsten Beziehungen, unseren Besitztümern und unserem beruflichen Erfolg trennen. Wenn es uns nicht gelingt, uns von diesen Bindungen zu lösen, kann der Sterbeprozess sehr schwerwiegend sein. Doch wer in der Lage ist, alles aufzugeben, erfährt einen sanften Übergang.

Wir durchlaufen verschiedene Phasen des Sterbens. Zunächst befinden wir uns in einer *Vorübergangsphase,* in der wir noch an unser bisheriges Leben gebunden sind. Dann folgt die *Übergangsphase,* eine Art Zwischenstufe, in der wir uns auf den spirituellen Bereich zubewegen. Schließlich gelangen wir in eine *nachfolgende Phase,* in der wir alles, was mit unserem Körper und unserer irdischen Identität verbunden ist, hinter uns lassen und uns zunehmend mit der Nicht-Dualität des größeren Kosmos verbinden.

Am Ende dieses Prozesses haben wir unser Ego, jenen Teil von uns, der uns trennt, hinter uns gelassen. Wir erfahren die Einheit mit dem Universum, das, was man als »nicht-dual« bezeichnet. In diesem Zustand haben wir uns von äußeren Erscheinungen und der irdischen Identität befreit und sind mit der transzendentalen Einheit des Universums verbunden.

Sie sehen, das Thema »Loslassen« begleitet uns das gesamte Leben und gilt auch für die Reise zurück ins Licht. Halten Sie sich immer wieder vor Augen, dass nur Ihr Ego anhaften möchte und Festhalten Leid schafft. Der Fluss des Lebens, die kosmische Energie, darf fließen, ganz nach den Worten von Bruce Lee:

Seien Sie wie Wasser.

Und vor allem: Leben Sie Ihr Leben. Reden Sie nicht von Ihren Träumen, sondern leben Sie Ihre Träume. Es ist sicherlich nachvollziehbar, dass Ihnen ein Loslassen in den letzten Stunden Ihres Lebens leichter fällt, wenn Sie aus vollen Zügen gelebt, wenn Sie die Dinge getan haben, die Sie tun wollten. Ich begegne so vielen Menschen, die ihre Wünsche, Träume und Ziele auf später verschoben haben. Später wird es nicht geben. Und ich begegne vielen Menschen, die ihre Träume schon vollständig aufgegeben und resigniert haben und mit Glaubenssätzen durch die Welt gehen, die ihnen genau das immer wieder bestätigen. Jeder Einzelne von uns hat seine eigenen Lernaufgaben und wird täglich mit Herausforderungen konfrontiert. In unserem Leben gibt es Höhen und Tiefen, aber es liegt in unserer Hand, wie wir mit ihnen umgehen. Wenn es uns gelingt, selbst inmitten einer Lebenskrise nach innen zu schauen und trotz der Schwere der Situation die darin verborgene Chance zu erkennen, haben wir die Möglichkeit, aus unserem Leben ein Meisterwerk zu erschaffen. Es ist wichtig, dass wir uns daran gewöhnen, in Möglichkeiten und Chancen zu denken. Denn in jeder Situation, egal wie schwierig sie sein mag, gibt es die Möglichkeit, uns selbst zu verbessern und unser Leben auf eine bessere Art und Weise zu gestalten. Wir sollten uns bewusst machen, dass nichts zu schön ist, um wahr zu sein, und dass wir die Fähigkeit haben, unsere Träume und Ziele zu verwirklichen.

Nehmen Sie sich die Natur als Vorbild und machen Sie sich bewusst: Nach jeder dunklen Nacht folgt ein wunderschöner Tag. Auf diesem Weg dürfen wir lernen aufzuhören, etwas als gut oder schlecht zu bewerten. Alles ist neutral, bis wir ihm die Bedeutung, unseren Glaubensstempel aufdrücken. Es ist, wie es ist. Die Dunkelheit anzunehmen bedeutet, einfach sein eigenes Licht heller scheinen zu lassen. Niemand weiß, wann die Zeit gekommen ist, zurück ins Licht zu gehen, deswegen lassen Sie Ihr Licht jetzt leuchten. Seien Sie mutig, was soll denn passieren? Nehmen Sie sich bei Zweifeln und Ängsten die Frage aus den ersten Kapiteln mit.

Was ist das Schlimmste, das passieren kann?

Dann werden Sie schnell feststellen: Das Schlimmste, das passieren kann, ist gar nicht so schlimm, furchterregend und lebensverändernd, wie es scheinen mag. Machen Sie sich immer wieder bewusst, dass es Ihr Leben ist! Seien Sie hungrig darauf, wahrhaftig zu leben. Lassen Sie auch das Umfeld los, sollte es Sie ausbremsen. Es ist Ihre Reise und Sie bestimmen, wie sie verläuft und letztlich ausgeht. Lernen Sie, Ihre Intuition wieder richtig wahrzunehmen, und tun Sie das, wofür Sie hier sind. Jeder Einzelne von uns besitzt ein einzigartiges Talent. Es ist unsere Aufgabe, dieses Talent zu entdecken und es der Welt zu schenken. Indem wir unsere individuellen Fähigkeiten und Stärken nutzen, können wir einen positiven Einfluss auf unser Umfeld und die Menschen um uns herum ausüben. Es geht darum, unsere Begabungen zu erkennen, zu entwickeln und mit anderen zu teilen. Wenn wir unser Talent entfalten und es aktiv einsetzen, können wir dazu beitragen, die Welt ein Stückchen besser zu machen und unsere persönliche Erfüllung zu finden. Jeder von uns hat etwas Einzigartiges und Wertvolles beizutragen, also lasst uns unser Talent entfalten und der Welt unser Geschenk überreichen. Dienen Sie einem größeren Ziel, etwas, das Sie mit Freude erfüllt und »anderen« hilft. Wenn bei einer Sache die Zeit wie im Flug vergeht, Sie voll im Flowzustand sind und ein freudiger, glückseliger Gemütszustand Sie erfüllt, dann sind Sie Ihrem Zweck der Existenz ganz nahe. Dazu ist es unglaublich wichtig, wie in dem Beispiel Tag und Nacht, Phasen der Stille und des Nichtstuns einzubauen. Sie können nur empfangen, wenn Sie mit Ihrer Essenz der Stille verbunden sind. Dann nehmen Sie wahr, was zu tun ist. Sie sind Schöpfer und können sich alles kreieren, was Sie möchten, dafür dürfen Sie dem Leben vertrauen. Seien Sie in der Grundhaltung: Alles im Leben geschieht für mich. Sollten die Umstände in Ihrem Leben »noch« nicht optimal sein, dann setzen Sie die richtigen Ursachen und bleiben Sie guter Dinge. Das Universum liefert immer, nur kennt es keine Zeit. Sie dürfen im festen Glauben und Vertrauen bleiben, egal was Ihre Augen sehen und Ihr Verstand Ihnen einredet. Seien Sie beharrlich im Glauben, das ist das, was all die erfolgreichen Menschen auf dem Planeten vereint. Sie sind beharrlich und haben ihren Fokus ausschließlich auf das gerichtet, was sie wollen, und nicht wie die meisten Menschen auf das, was sie nicht wollen.

Mit diesem Kapitel möchte ich Ihnen helfen, Ihre Ängste vor dem Tod zu überwinden und Ihnen eine neue Perspektive auf das Leben zu schenken. Der Tod ist ein unvermeidlicher Teil unserer Existenz, und doch ist der Gedanke an ihn oft von Unsicherheit und Furcht geprägt. Doch anstatt uns von der Angst vor dem Ende lähmen zu lassen, können wir die Gelegenheit nutzen, um das Leben in seiner ganzen Fülle zu schätzen.

Indem wir uns mit dem Tod auseinandersetzen und ihn als natürlichen Teil des Lebens akzeptieren, können wir unsere Wertschätzung für das Hier und Jetzt steigern. Wir erkennen, dass jeder Moment kostbar ist und dass wir die Chance haben, das Leben in vollen Zügen zu genießen.

Das bedeutet nicht, dass wir uns leichtfertig den Herausforderungen und Schwierigkeiten des Lebens stellen sollen. Im Gegenteil: Es erfordert Mut und Entschlossenheit, unsere Ängste zu überwinden und das Leben in vollen Zügen zu leben. Wir sollten uns erlauben, leidenschaftlich zu lieben, unsere Träume zu verfolgen und uns von der Freude und Schönheit um uns herum inspirieren zu lassen.

Indem wir die Angst vor dem Tod ablegen, können wir uns auf das Leben konzentrieren und die Erfahrungen, Beziehungen und Möglichkeiten, die uns geboten werden, vollständig nutzen. Es geht darum, jeden Tag bewusst zu leben und das Beste aus jedem Moment herauszuholen.

Also lassen Sie uns gemeinsam die Angst vor dem Tod überwinden und uns von der Lust auf das Leben leiten. Jeder Tag ist eine neue Chance, unser Dasein zu feiern und unsere einzigartige Reise auf dieser Erde zu genießen. Wir wissen alle nicht zu 100 Prozent, was danach passiert und was kommt. Das ist jetzt auch nicht wichtig. Denn jetzt leben Sie ja noch. Das Leben findet nur in diesem Augenblick statt. Sofern Sie dazu bereit sind, probieren Sie etwas aus, das noch tiefer geht als meine Worte.

Übung:

Legen Sie sich hin, ganz allein, in Ruhe, von niemandem gestört. Machen Sie es sich richtig gemütlich, das wird eine sehr intime Reise. Vielleicht ein paar Kerzen und absolute Stille. Schließen Sie die Augen und stellen Sie sich die letzten 20 Minuten Ihres Lebens vor. Sehen Sie sich liegen, kurz vor Ihrem Ableben. Fühlen Sie, ob da ein Mensch liegt, der gelebt hat oder festhält, weil so viele Dinge nicht getan und gesagt wurden. Schauen Sie sich selbst in die Augen, ob Sie glücklich und erfüllt sind, gesegnet durch ein großartiges Leben, oder ob Sie traurig wirken, voller Sehnsucht. Bleiben Sie ganz ruhig, beobachten und nehmen Sie wahr. Atmen Sie tief ein und aus, diese Übung ist eine wundervolle Möglichkeit zu erwachen. Vielleicht können Sie auch mit Ihrem älteren Ich sprechen und vielleicht möchten Sie etwas fragen. Vielleicht hat Ihr älteres Ich auch noch eine Botschaft für Sie. Bleiben Sie die 20 Minuten ganz entspannt, es ist alles gut.

Ich bin sehr gespannt, mit welchen Erkenntnissen Sie aus dieser stillen Meditationsübung, die letzten 20 Minuten Ihres Lebens, herausgekommen sind. Schreiben Sie Ihre Erfahrungen auf, lassen Sie alles raus, was an Gefühlen und Gedanken in Ihnen hochkommt. Es kann dazu beitragen, dass Ihre Reise eine neue Richtung bekommt. Und wenn Sie an einen Punkt in Ihrem Leben kommen, wo Sie nicht mehr weiterwissen, wo die eigene Richtung nicht mehr klar ist, dann wiederholen Sie diese Übung. Es wird Ihr Bewusstsein dafür schärfen, nur noch Dinge zu tun, die Ihrer Lebensvision entsprechen. Es kann auch dazu beitragen, dass Sie entspannter werden und das Recht haben loszulassen. All die kleinen täglichen Baustellen sind aus dem großen Kontext gesehen nicht der Rede wert. Jetzt sind Sie startklar, um wirklich zu leben, und zwar genau so, wie Sie es sich wünschen. Holen Sie Ihre Träume in die Realität und machen Sie aus Ihrem Leben ein Meisterwerk. Auf dem Weg zurück ins Licht steht noch viel Leben mit wundervollen Erfahrungen. Seien Sie ein Genießender, ein Lebensgenießer. Bewerten Sie nichts mehr, steigen Sie aus dem Spiel *»richtig oder falsch«* aus und entlassen Sie sich selbst aus jeglichen Schuldgefühlen. Alles ist, wie es ist. Machen Sie sich bewusst, Sie haben zu jedem Zeitpunkt nach Ihrem derzeitigen Bewusstseinsstrom gehandelt – und wenn irgendwas hätte anders sein sollen, dann wäre es anders gekommen. Wenn Sie so leben, ist Ihre ganze Reise hier auf der Erde voller Licht und Sie werden andere an Ihr eigenes Licht erinnern. Seien Sie selbst ein Leuchtturm, an dem sich Suchende orientieren können. Und wenn es für Sie und für mich irgendwann Zeit ist, das Leben loszulassen, dann wird uns das Loslassen leichtfallen, weil wir unseren Weg gegangen sind und wahrhaftig gelebt haben. Sie können dieses Buch immer wieder zur Hand nehmen, es verbirgt die Antworten auf Ihre Fragen und wird Sie in jeder Lebensphase unterstützen, ermutigen und daran erinnern zu leben. Jetzt. Ich wünsche Ihnen eine Reise mit unendlichen Möglichkeiten.

Was sind Ihre wichtigsten Erkenntnisse aus diesem Kapitel?

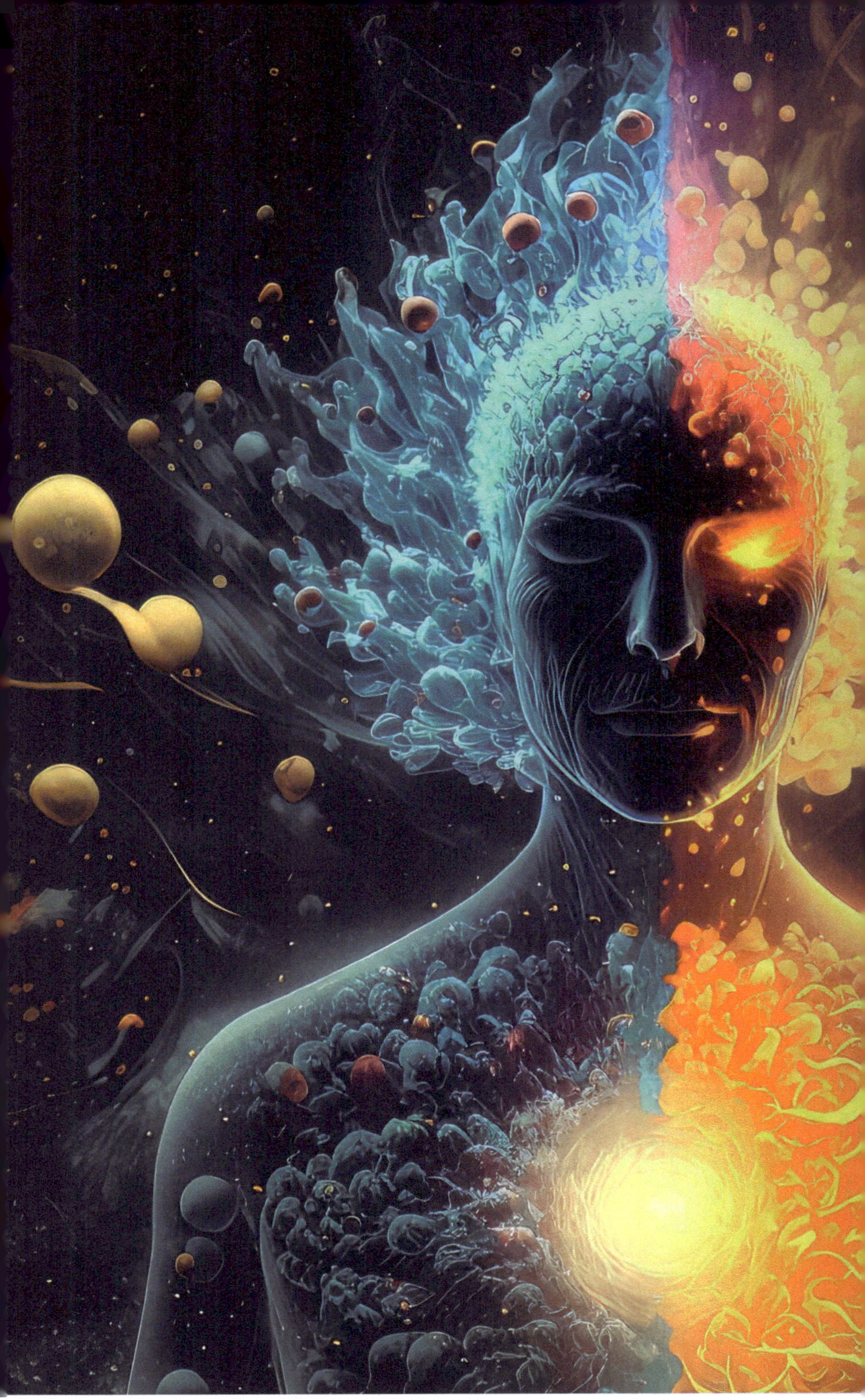

12.

Eins-Sein

Unser finales Kapitel: das *Eins-Sein*. Alles, was ich bis hierhin geschrieben habe, trägt zu der Erfahrung der Alleinheit bei. Es ist das bewusste Fühlen und Wahrnehmen, dass alles miteinander verbunden ist. Jegliche Trennung von irgendetwas und irgendwem ist eine Illusion unseres Verstandes. Es gibt ein Quantenfeld, eine Omnipräsenz, ein Bewusstsein der Informationen, das alles umfasst. Sie dürfen sich das so vorstellen, wie Rumi es beschrieben hat:

»Du bist kein Tropfen
im Ozean, du bist der
gesamte Ozean im Tropfen.«

Rumi

Wir können uns das auch mit der Sonne und den Sonnenstrahlen bewusst machen. Jeder einzelne Sonnenstrahl ist ein Teil der Sonne und so ist jedes Wesen, jedes Bewusstsein ein Teil des gesamten kollektiven Bewusstseins, der Quelle, des Allerhöchsten. Ihr jetziges Sein ist ein Ausdruck Ihres Bewusstseins, das nie getrennt sein kann von der Quelle, von dem es ein Teil ist. Das Wahrnehmen des *Eins-Sein* und der *Alleinheit* hat eine lange und vielfältige Geschichte in vielen verschiedenen spirituellen und philosophischen Traditionen. Es ist eine Vorstellung, die besagt, dass alles im Universum miteinander verbunden ist und eine Einheit bildet, die über die bloße physische Welt hinausgeht. Es ist eine Einsicht, die tiefere Wahrheiten über das Leben und die Natur der Realität offenbart. Diese Wahrnehmung ist zeit- und kulturübergreifend und nicht mit dem Verstand greif- oder erklärbar. So sind alle

Wörter und Versuche der Erklärung nicht ausreichend, um das nur Erfahrbare zu beschreiben.

Das Konzept des *Eins-Sein* und der *Alleinheit* findet seinen Ursprung in den alten Weisheitslehren vieler Kulturen, darunter in der östlichen Philosophie, den indischen Kulturen und den mystischen Traditionen des Westens. Diese Lehren sprechen von der Verbundenheit von allem im Universum und betonen, dass alles miteinander in einem Zustand ständiger Veränderung und Wechselwirkung steht und dass wir uns in dieser Verbundenheit erkennen sollten. Der Buddhismus betont genau diese Vorstellung von »Intersein«, und in der östlichen Philosophie gibt es das Konzept von »Shunyata« oder »Leere«, das besagt, dass alles im Universum aus dem gleichen Grundstoff besteht und dass die Unterschiede zwischen den Dingen nur durch unsere Wahrnehmung und Interpretation entstehen.

In den indischen Kulturen ist die Vorstellung des *Eins-Sein* und der *Alleinheit* ebenfalls tief verwurzelt. Die Schamanen und Weisen dieser Kulturen betonen, dass alles im Universum miteinander verbunden ist und dass wir Teil eines größeren Ganzen sind. Sie sprechen von der Bedeutung des »Sacred Hoop«, des heiligen Kreises des Lebens, der alles umfasst und alles in Harmonie und Gleichgewicht hält.

In der mystischen Tradition des Westens gibt es ebenfalls die Vorstellung des *Eins-Seins* und der *Alleinheit*. Die christliche Mystik betont die Idee der »Union mit Gott« und dass alles im Universum letztendlich Teil des göttlichen Plans und der göttlichen Essenz ist.

Die Sufi-Mystiker des Islam lehren die Vorstellung des »Fana«, was bedeutet, dass man in der Liebe zu Gott und der Erkenntnis seiner Einheit aufgeht und seine eigene Individualität aufgibt. In vielen Kulturen und Religionen gibt es Geschichten und Mythen, die von einer ursprünglichen Einheit erzählen, die durch Trennung und Dualität gestört wurde und die Sehnsucht nach Wiedervereinigung und Heilung hervorruft. Ebenso wird in der Advaita-Vedanta-Philosophie des Hinduismus betont, dass alles *Brahman* ist, das absolute und unendliche Bewusstsein, und dass es letztendlich keine Unterscheidung zwischen Subjekt und Objekt gibt.

Die moderne Wissenschaft hat ebenfalls unser Verständnis von der Verbundenheit von allem im Universum erweitert. Die Quantenphysik hat gezeigt, dass subatomare Teilchen miteinander in einem Zustand ständiger Wechselwirkung stehen und es keine wirklich trennenden Grenzen oder Linien zwischen den Dingen gibt. So zeigt die Quantenmechanik, dass alle Teilchen miteinander verbunden sind und dass die Beobachtung eines Teilchens das Verhalten anderer Teilchen beeinflussen kann, selbst wenn sie räumlich getrennt sind. Dies wird als »verschränkte Teilchen« bezeichnet, und es deutet darauf hin, dass alles miteinander verbunden ist und es keine Trennung gibt. Die moderne Ökologie betont die Vorstellung des »Ökosystems«, das besagt, dass alles in der Natur miteinander verbunden ist und unsere Handlungen Auswirkungen auf alles um uns herum haben.

Die Vorstellung, dass alles eins ist, besagt, dass alles im Universum eine Einheit bildet, ähnlich wie die Zellen in unserem Körper zusammenarbeiten, um einen lebendigen Organismus zu bilden. Diese Einheit umfasst alles, von den subatomaren Teilchen bis hin zu den größten Galaxien und allem dazwischen. Das wiederum bedeutet, dass alles, was wir sehen, hören, riechen, schmecken und fühlen, untrennbar miteinander verbunden ist und in einem Zustand ständiger Veränderung und Wechselwirkung steht. Es gibt keine wirklich trennenden Grenzen oder Linien zwischen den Dingen, sondern alles fließt.

In der spirituellen Praxis kann das Bewusstsein der *Einheit* und *Alleinheit* durch verschiedene Methoden erreicht werden, wie z. B. Meditation, Gebet, Yoga oder Schamanismus. Durch diese Praktiken können wir uns von unseren begrenzten Vorstellungen von Trennung und Dualität lösen und erfahren, dass wir Teil eines größeren Ganzen sind. Diese Erfahrung kann zu einem Gefühl von Frieden, Freude und Verbundenheit führen und uns von der Angst und dem Schmerz der Trennung befreien. Es wird dazu beitragen, dass wir uns verantwortungsvoller und mitfühlender verhalten, da wir erkennen, dass unsere Handlungen Auswirkungen auf alles und jeden haben.

Mit diesem Kapitel darf ich den Raum der Möglichkeiten öffnen und Ihnen wünschen, dass Sie es selbst erfahren. Die Erfahrung des *Eins-Seins* wird Sie aus der Illusion befreien, wie im Film »Matrix«, als die Wahl der roten oder blauen Pille bevorstand. Machen Sie sich immer wieder bewusst, dass Sie nur eine schlüssellochgroße Perspektive sehen und auch nur Ihre Realität. Lernen Sie, wahrzunehmen und der Beobachtende zu sein. Identifizieren Sie sich nicht mit Ihrem Verstand, Ihrem Körper, Ihren Gedanken und Gefühlen, denn das ist nicht das, was

Sie sind. Sobald Sie der Beobachter sind und anfangen wahrzunehmen, gibt es ein Leben ohne Leid und Angst. Ohne Bewertungen und ohne Trennung. Alles ist eine Erfahrung ihres Seins und Sie sind immer dabei. Sie waren schon immer und werden immer Sein. Der einfachste und effektivste Weg des *Eins-Seins* und Ihr Sein zu erkennen, geht über regelmäßige Stille. Sofern Sie die Ideen aus diesem Buch anwenden, wird sich Ihr Leben transformieren und damit auch Ihr Umfeld. Und das bedeutet eine wirkliche Veränderung auf der Welt. Dieses Buch möchte eine Lebensanleitung für ein selbstbestimmtes, glückliches und freies Leben sein. Ich hoffe sehr, dass meine Worte Sie dabei unterstützen, dieses zu erreichen. Versuchen Sie nicht, »die anderen« zu verändern, sondern seien Sie selbst die Veränderung. Der Spiegel der Realität wird Ihnen Wunderschönes zurückspiegeln. Sodann liegt es jetzt in Ihrer Hand, was Sie aus den Informationen machen. Ich wünsche Ihnen ein Lebensmeisterwerk in allen Bereichen Ihres Lebensrads. Lassen Sie mich gern an Ihrer Veränderung teilhaben und berichten Sie mir von Ihren neuen Erfahrungen. Ich wünsche Ihnen von Herzen alles Gute und verbleibe mit allergrößter Dankbarkeit dafür, dass Sie sich die Zeit genommen haben, bis hierher zu lesen, zu lernen und zu wachsen. Seien Sie realistisch und tun Sie das Unmögliche, ich glaube an Sie.

Ihr Christian Horst

Ich bin ...

Danke an die wundervolle Vera Birkenbihl, danke an Kurt Tepperwein, danke an Bodo Schäfer, danke an Christian Bischof und ganz besonderen Dank an Veit Lindau und das Team von Homodea. Ich durfte die Life Trust Coaching Ausbildung (LTC) in der 2022er Klasse erfahren und genießen.
Dies hat mein spirituelles Denken noch einmal auf ein ganz neues Niveau gehoben.

Was sind Ihre wichtigsten Erkenntnisse aus diesem Kapitel?

Über den Autor

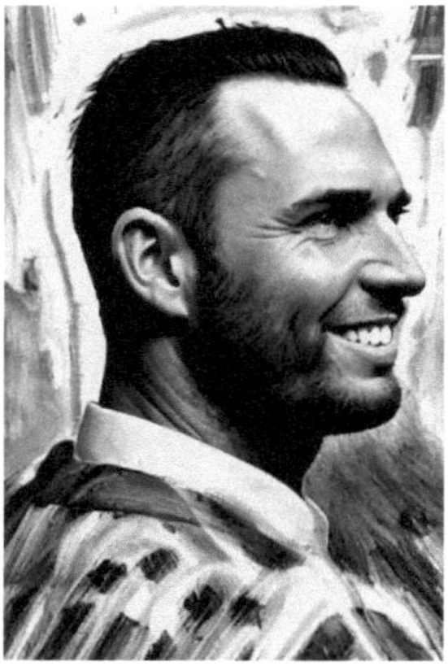

Geboren am 14.12.1982 in der DDR, wuchs der Protagonist in einem Plattenbau mit großen Träumen auf. Seine Mutter war gerade 18 Jahre alt, als sie ihn zur Welt brachte und der leibliche Vater verließ sie kurz darauf. Die Schulzeit brachte rebellische Phasen und eine gewisse Unzufriedenheit mit dem Schulsystem mit sich. Mit 16 Jahren zog er von zu Hause aus und begann in der Stadt Goslar eine Handwerksausbildung.

Nach erfolgreichem Abschluss der Gesellenprüfung leistete er seinen Wehrdienst und arbeitete anschließend als Bau- und Projektleiter für Sanierungsprojekte in Deutschland. Im Jahr 2009 heiratete er seine Frau Nancy und wurde im Jahr 2011 stolzer Vater seiner Tochter namens Isabella und 2012 seines Sohnes namens Elias. Parallel dazu baute er ein eigenes Haus, pflanzte Bäume und erweiterte die Familie um einen Hund.

Im Jahr 2012 stieg er in die Führung des Familienbetriebs ein und gründete schließlich, nach zehn Jahren, drei eigene Unternehmen. Seit 2021 ist er Multiunternehmer und Investor. Um seine Fähigkeiten weiterzuentwickeln, absolvierte er diverse Schulungen, Seminare und Master Coachings, im Jahr 2022 schloss er eine Zusatzausbildung zum Life Trust Coach ab. Neben seinem unternehmerischen Erfolg engagiert er sich auch als Sponsor und Mentor.

Nachdem er seine Kindheitsziele erreicht hatte, begann mit 29 Jahren eine Phase schwerer Lebenskrisen. Doch anstatt den Mut zu verlieren, entschied er sich, sich intensiv mit Persönlichkeitsentwicklung/Persönlichkeitsoptimierung/ Selbstoptimierung und spiritueller Weiterentwicklung zu beschäftigen. Diese Reise führte ihn zu einem glücklichen und freien Leben, in dem er seine Träume verwirklichen konnte.

Heute ist er ein inspirierendes Beispiel dafür, wie man durch Herausforderungen wachsen und seine eigene Bestimmung finden kann. Seine Lebensgeschichte ist geprägt von Mut, Entschlossenheit und dem Glauben daran, dass jeder die Möglichkeit hat, sein volles Potenzial zu entfalten. Er ist eine Quelle der Inspiration für andere, die ebenfalls nach Erfüllung und Erfolg streben.

Dieser faszinierende Weg von den bescheidenen Anfängen in einem Plattenbau bis hin zum erfolgreichen Unternehmer, Investor und Mentor ist ein lebendiges Beispiel dafür, dass jeder die Kraft hat, sein Schicksal in die Hand zu nehmen und sein Leben nach eigenen Vorstellungen zu gestalten. Es ist eine Geschichte, geleitet von der Überzeugung, dass das Glück im Leben durch persönliches Wachstum und das Streben nach Träumen erreicht werden kann.

Literatur

[1] **Prof. Dr. Franz Ruppert (2021):** »Ich will leben, lieben und geliebt werden: Ein Plädoyer für wahre Lebensfreude und menschliche Verbundenheit in Freiheit«, 1. Edition, tredition.

[2] **Walsch, Neale D. (1999):** »Ich bin das Licht! Die kleine Seele spricht mit Gott«, Edition Sternenprinz.

[3] **Schucman, Helen (1994):** »Ein Kurs in Wundern: Textbuch/ Übungsbuch/Handbuch für Lehrer«, Greuthof.

[4] **Tepperwein, Kurt (2017):** »Es ist alles anders, als es scheint: Wie wir Missverständnisse und andere Irrtümer durchschauen«, ViaNova.

[5] **Jonathan Star (Herausgeber), Shahram Shiva (Herausgeber), Rumi (Autor), Dr. Hans Christian Meiser (2005):** »Das Lied der Liebe«, Knaur MensSana HC.

[6] **Gay Hendricks, Kathlyn Hendricks (2004):** »Liebe macht stark: Von der Abhängigkeit zur engagierten Partnerschaft«, Goldmann.

[7] **Laozi (2010):** »Tao te King: Das Buch vom Sinn und Leben«, Nikol.

[8] **Peter Fenwick (Autor), Elizabeth Fenwick (Autor), Rita Höner (Übersetzer) (2021):** »Die Kunst des Sterbens: Warum die Seele offenbar weiterlebt und wie man sich schrittweise auf das Sterben vorbereitet«, Westarp.

Buchempfehlungen des Autors

Möge »Seelengold: Die Magie der inneren Welt« Ihnen Inspiration, Klarheit und tiefe Erkenntnisse schenken. Mögen Sie dieses Buch immer wieder zur Hand nehmen, wenn Sie nach Orientierung suchen oder sich auf Ihre innere Reise begeben möchten.

An dieser Stelle möchte ich Ihnen weitere Literatur ans Herz legen, die Ihre Reise ergänzen kann. Tauchen Sie tiefer ein in die Welt der persönlichen Entwicklung, Spiritualität und Selbstentfaltung mit diesen großartigen Büchern:

- **Neville Goddard (Autor), Daniel Daddeh (Übersetzer) (2019):** »BEWUSSTSEIN IST DIE EINZIGE REALITÄT: Das Lebenswerk des Neville Goddard«

- **Neale Donald Walsch (Autor), Susanne Kahn-Ackermann (Übersetzer) (2019):** Gespräche mit Gott – Band 1: Ein ungewöhnlicher Dialog

- **Osho (2004):** Intuition: Einsichten jenseits des Verstandes | Von der Logik zur Intuition

- **Eckhart Tolle (Autor), Paro Christine Bolam (Übersetzer), Marianne S. Nentwig (Übersetzer) (2010):** »Jetzt! Die Kraft der Gegenwart«

- **Dain Heer (2014):** »Sei du selbst und verändere die Welt«

- **Bronnie Ware (Autor), Wibke Kuhn (Übersetzer) (2015):** »5 Dinge, die Sterbende am meisten bereuen: Einsichten, die Ihr Leben verändern werden«

- **George Leonard (Autor), Manfred Miethe (Übersetzer) (2006):** »Der längere Atem: Die fünf Prinzipien für langfristigen Erfolg im Leben«

- **Ken Wilber (Autor), Terry Patten (Autor), Adam Leonard (Autor), Marco Morelli (Autor), Karin Petersen (Übersetzer) (2010):** »Integrale Lebenspraxis: Körperliche Gesundheit, emotionale Balance, geistige Klarheit, spirituelles Erwachen. – Ein Übungsbuch«

Zusätzlich möchte ich Ihnen den Meditationskanal »ChakraTunes« auf Youtube empfehlen. Hier finden Sie geführte Meditationen, die Sie auf Ihrem Weg der Entfaltung begleiten können.

In tiefer Dankbarkeit

Christian Horst

Printed in Poland
by Amazon Fulfillment
Poland Sp. z o.o., Wrocław

29689239R00131